# L'HOMŒOPATHIE,

## NOUVELLE
## MÉTHODE EN MÉDECINE,

EXPOSÉE

### AUX HOMMES PROGRESSIFS,

AUX CAPACITÉS ET AUX NOTABILITÉS SOCIALES,

PAR

## LE DOCTEUR BLANC DE JAUNAGE,

MÉDECIN HOMŒOPATHE.

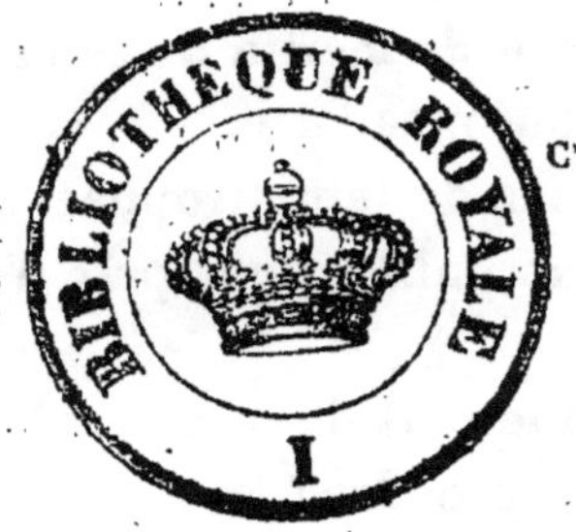


Croire tout découvert est une erreur profonde :
C'est prendre l'horizon pour les bornes du monde.

(LEMIERRE.)

## PARIS,
### CHEZ J. B. BALLIÈRE, LIBRAIRE,
RUE DE L'ÉCOLE DE MÉDECINE.

## LONDRES,
MÊME MAISON, 219, RÉGENT-STREET.

## LYON,
AYNÉ FILS, SUCCESSEUR DE LOUIS BABEUF,
2, RUE SAINT-DOMINIQUE.

## 1836.

# MA PROFESSION DE FOI.

On lit dans un passage de Xénophon, que les médecins, avant d'exercer sur le territoire d'Athènes, étaient obligés d'en demander la permission dans un discours public, où ils expliquaient la manière dont ils avaient pratiqué jusqu'alors, et indiquaient quels avaient été leurs maîtres. Quoique l'état de notre enseignement n'exige plus toutes ces formes, à l'imitation des anciens, je vais faire une déclaration publique.

Ne point être le fléau de la société, la désolation des familles, la honte d'une profession, qui, quoique estimable par elle-même, emprunte cependant son plus grand éclat du mérite de celui qui l'exerce ; voilà mes désirs, ce sont là tous mes vœux.

Les enfants de Mars se font un honneur de leurs trophées sanglants ; ne pourrais-je pas montrer une palme pour prix d'une existence ?

Vraiment désireux de l'obtenir, je me suis dit à moi-même : Quels devoirs remplir ? Quels moyens à prendre ?

Suivre une règle de conduite de laquelle il ne m'est pas permis de m'écarter : elle consiste à mettre en pratique la médecine la plus rationnelle de toutes ; on entend par ce mot une manière de guérir conforme à la nature, à ce que justifie l'expérience, ce que dicte le raisonnement. Lorsque nous faisons une telle médecine, notre conscience est en parfait repos ; et si la mort creuse un tombeau sous le lit du malheureux, qui osera nous dire : VOUS AVEZ OUVERT L'ABÎME !

# L'Homœopathie,

## NOUVELLE

# MÉTHODE EN MÉDECINE,

### EXPOSÉE

## AUX HOMMES PROGRESSIFS,

### AUX CAPACITÉS ET AUX NOTABILITÉS SOCIALES.

De tous les biens de cette vie, la santé est le plus précieux ; car elle forme la base de notre bien-être physique et moral. L'homme ayant été créé pour jouir de la plénitude de ses forces corporelles et spirituelles, afin qu'il contribuât par son activité et son énergie, autant qu'il est possible à son propre bonheur et à celui des autres ; afin qu'il dirigeât toujours ses facultés vers un plus haut degré de perfection ; mais ce n'est que de l'heureuse harmonie de toutes les parties du corps ; ce n'est que du jeu libre et facile de tous ses organes que provient ce sentiment de vigueur et de courage nécessaires pour exciter l'homme à remplir sa haute destinée, et pour le rendre susceptible en même temps de tous les plaisirs et de tous les charmes de la vie.

C'est pourtant la santé, ce don inestimable du ciel, qui est exposée aux plus fréquentes et aux plus violentes attaques. L'influence des saisons, les épidémies contagieuses, les travaux immodérés du corps ou de l'esprit, les chagrins, les passions ; enfin, une foule d'accidents imprévus et inévitables sont autant d'ennemis qui sans cesse nous menacent de sa perte.

De tous temps les hommes ont donc cherché à inventer un art qui les mît en état de détruire les altérations pernicieuses de leur organisme, nommées *maladies*, et de rétablir la santé troublée. Voilà ce qui a donné origine à la médecine et ce qui en fit l'objet de la vénération de tous les peuples. Mais on ne saurait nier que dans tous les siècles, à commencer du temps d'Hippocrate jusqu'à nos jours, la médecine n'ait offert le champ le plus vaste aux hypothèses et aux conjectures ; on n'a qu'à lire les ouvrages qui traitent de l'histoire de la médecine pour se convaincre de la vérité de cette assertion ; les théories les plus variées et les plus hétérogènes sur la cause première des maladies et sur la manière de les guérir, se sont succédées tour à tour et ont régné simultanément, et presque chacune d'elles a eu des partisans qui formaient une secte médicale particulière, et lançaient l'anathème contre les écoles dissidentes. Mais où est donc la vérité dans cette multiplicité et cette contradiction de vues et de principes ? Il sera difficile de trouver, à moins de concession, de condescendance ou de déférence entre eux, quatre médecins qui soient d'accord sur la manière de voir et sur le traitement d'une maladie grave ; chacun lui attribuera une cause différente, chacun en tirera des pronostics différents, chacun choisira une méthode thérapeutique particulière, et l'ouverture du cadavre les désavouera peut-être tous à la fois (1). Aussi voyons-

(1) Quand, dans les cas graves, plusieurs médecins, ainsi que c'est l'usage, sont appelés en consultation, ils commencent par tâter le poulx du malade ; ils débutent toujours ainsi avec leurs patients, et là-dessus ils sont d'accord. Mais quand on vient à discuter le genre de maladie et le traitement qu'il convient de suivre, aucun des consultants n'opine de même, parce qu'aucun ne veut être le second d'un autre ; pendant ce temps le malade succombe. Un citoyen, mort dans la persuasion qu'il était victime de tels dissentiments, s'est vengé d'une manière aussi gaie que philosophique, en faisant graver sur son tombeau : « J'ai succombé sous le nombre des médecins. »

nous de nos jours le physiologisme traîner péniblement sa carrière, et l'anatomie pathologique, qui n'a donné que de belles promesses, nous prouver que toute la maladie n'est pas visible sur le cadavre; qu'on n'en voit que les traces à peine sensibles. On est forcé d'admettre que, primitivement, la cause des maladies existe, soit dans l'action moléculaire organique, soit dans les impondérables, qui jouent un si grand rôle dans l'économie; mais cette cause est couverte pour nous d'un voile épais; il appartenait encore moins à la médecine cadavérique de le soulever. Aussi combien l'anatomie pathologique est-elle inférieure à l'observation seule des symptômes pour guider le médecin; cette phrase tant répétée : « *Qu'est l'observation si l'on ignore le siége du mal?* » est le non sens médical le plus formel qu'il y ait. Connaissons-nous le siége des fièvres intermittentes, et pourtant l'observation des symptômes nous a assez éclairés sur leur thérapeutique. A quoi nous sert par exemple, de connaître le siége de la phtisie pulmonaire, du croup, du choléra-morbus, du squirrhe au pylore, etc.? A bien peu de chose quand il s'agit de la guérison.

Mais supposons que la théorie pathologique moderne soit ce qu'elle doit être, voyons quelles seront nos espérances pour la faire servir à la réalisation d'une science ayant des bases fixes.

Que savons-nous de ce qui constitue l'homme? qu'il est formé en entier de matière, suivant l'opinion intéressée de quelques-uns; qu'il est composé de solides et de fluides dont la chimie s'efforce de déterminer les éléments après les avoir dénaturés; que chaque anatomiste analyse à son gré; que chacun d'eux voit à sa manière, et que d'autres enfin embellissent de toutes les illusions auxquelles sont en proie leurs sens. Quelles données avons-nous sur le rapport de quantité des solides et des fluides? Et, en pénétrant plus avant, que de choses inconnues dans les fonctions de relation! Qui pourra me rendre raison des phénomènes étonnants de la sensibilité, des différences qu'elle présente chez les divers individus, de son épuisement par l'exercice, de sa réparation par le repos, de son abandon d'une partie, de sa concentration sur un autre point? Sans parler de la structure des organes qui lui appartiennent, ce vaste sujet de controverses, nous n'avons pas même les données nécessaires pour établir toutes les parties essentielles à son jeu. De quelle manière se fait l'impression sur nos organes sensibles en général? Comment se transmet-elle au centre? Quelle est l'action de ce centre? Et, sans aller si loin, où ces actions se passent-elles? Connaissons-nous la moindre des choses de ce que nous appelons sensations internes? Quel est l'organe affecté à la soif, au sentiment de la faim? Où en sommes-nous au sujet des mouvements volontaires, et beaucoup d'autres choses que je pourrais citer?

Je veux passer sous silence les fonctions intellectuelles, contre lesquelles sont venus se briser les efforts des physiologistes les plus habiles et des philosophes les plus profonds. Que de choses ne reste-t-il pas à résoudre dans l'histoire de la digestion, de la respiration, de la circulation! Il y a bien plus dans l'absorption, cette fonction qui se passe dans des organes si délicats, dans la nutrition, cette opération générale si moléculaire; la calorification, enfin, dont le mécanisme est si peu connu qu'on ne sait pas encore si on doit la ranger parmi les fonctions ou au nombre de celles qu'on appelle propriétés générales des corps vivants. Que de choses à découvrir dans les sécrétions! Quel est le rôle respectif des solides et des fluides dans la production des résultats nouveaux? Tout est mystère dans les étonnants phénomènes de la génération; les sympathies sont couvertes d'un voile impénétrable; personne ne sait à quoi rattacher le développement successif de l'organisme, son décroissement; la mort, enfin, est aussi impénétrable que la vie. D'où vient l'état des forces qui diffère tant dans les individus? Quelle est la cause des tempéraments, des idiosyncrasies? etc.

De ce court aperçu nous pouvons conclure, je crois, que par cette ignorance dans laquelle nous sommes de ce qu'il nous serait si utile de savoir la médecine de notre époque, ne saurait nullement résoudre le problème; car ici il n'en est pas comme dans l'histoire de l'homme sain, où l'on peut se livrer sans danger aux écarts de l'imagination : faire de l'objet qui nous occupe un roman ingénieux, serait préparer le plus funeste dénoûment.

En considérant que , depuis l'origine de l'art médical , les médecins se sont formés des idées si différentes non-seulement sur l'homme , sur la nature des maladies , mais encore sur le mode de division du traitement , que dans l'obligation où ils se trouvaient d'invoquer tour à tour les méthodes naturelles , analytiques , empiriques , métasyncritiques , perturbatrices , distractives , imitatives , spécifiques (1) etc. Il s'en suivait que l'application qu'on en faisait aux maladies présentait en chacune d'elles des difficultés qui ne répondaient pas à l'attente qu'on se formait , les unes trop innocentes par leur nullité , les autres effrayantes par leur action énergique , étaient trop souvent une très rude épreuve, qui faisait parler la nature , ou la faisait taire pour toujours.

Le mode compliqué dans l'emploi des remèdes , c'est-à-dire la coutume d'administrer des médicaments formés de drogues multiples , de sept , huit , jusqu'à soixante substances ; ajoutez enfin que la séparation qu'on a établie entre celui qui écrit l'ordonnance et celui qui compose le remède sont des préjugés bien défavorables pour la guérison. Cette séparation est sujette aux plus terribles inconvénients, les méprises singulières et souvent funestes qui arrivent dans les pharmacies font que le malade a souvent deux fléaux à combattre : l'ordonnateur audacieux et le manipulateur infidèle. Hyppocrate était à la fois médecin et pharmacien , il ordonnait et préparait lui-même ses remèdes , mais il en prescrivait peu ; il étudiait la nature et ne lui ôtait rien de ses ressources.

On ne peut donc pas être étonné que les hommes les plus sensés , de tous les siècles , et les médecins francs et loyaux eux-mêmes aient nommé la médecine *un art conjectural*. Mais hélas ! quoi de plus triste que la conjecture établie en souveraine dans une science qui décide de la santé ou de la maladie , de la félicité ou de l'infortune , de la vie ou de la mort des hommes ! De là vient que tout homme raisonnable, qui a été une fois convaincu de cette vérité affligeante , craint de se soumettre au traitement médical , et ne s'y livre qu'à regret quand une dure nécessité l'y oblige. Il respecte les individus qui ont voué leurs travaux au soulagement de l'humanité , mais il ne saurait se tromper sur la nature des choses. Il reconnaît et il admire quantité de découvertes importantes et de connaissances médicales particulières ; il croit à la réalité de quantité de guérisons médicales , mais il n'ignore pas non plus que des milliers d'infortunés ont été les victimes des erreurs et des fausses hypothèses et le sont encore. Il sait enfin que la nature , abandonnée à elle-même , est , dans bien des cas , trop faible pour vaincre la puissance morbifique ; mais il faut choisir entre les douleurs naturelles et la mort possible dont le menace la maladie , et les tourments artificiels et la mort méthodique également possibles que la médecine lui prépare peut-être. Trouvera-t-on étrange si , dans cette cruelle alternative , il se rappelle du conseil de Rousseau : « *Homme sensé , ne mets point à cette loterie, où toutes les chances sont* » *contre toi , souffre , meurs ou guéris; mais surtout vis jusqu'à ta dernière heure* » —Et Mercier a dit: « *La médecine est l'art le moins avancé , et conséquemment celui* » *qui mérite le plus d'être régénéré ; il est bien étonnant qu'un homme de génie, pareil* » *à Hyppocrate, ne se soit pas encore offert depuis ce grand homme, pour pénétrer* » *cet art de la lumière qui lui manque.* »

Or , un tel état de choses étant sans contredit un grand malheur , tout homme qui prend à cœur le salut de l'humanité devait ardemment désirer la réforme de cet art important, dépositaire du plus précieux trésor des mortels; réforme qui le ramène sur la voie de la nature et de l'expérience, seules et véritables sources de toute science empirique.

Le jour de cette grande réforme est venu ! Mais une guerre intestine est au camp d'Hyppocrate ; un novateur a surgi , il attaque les vieilles maximes ; il répète que

(1) Comment se fait-il , en un mot , que la médecine se soit trouvée tour à tour métaphysique , philosophique , astrologique , éclectique , physique , chimique , mathématique , anatomique , physiologique ! La raison en est bien simple : c'est que la médecine , qui a pour objet de nous éclairer sur la nature de l'homme sain ou malade , a toujours été forcée , pour satisfaire avec honneur à tous ses engagements , de faire continuellement un appel à toutes les sciences , et que , par une fatalité déplorable , elle a tour à tour subi l'empire de chacune d'elles.

la science a été de l'ignorance, que les lois de la nature n'ont pas été reconnues, que l'art de guérir se traîne depuis plus de deux mille ans dans les ornières de la même routine, que la médecine est restée conjecturale, qu'elle ne repose sur aucun principe logique, que les divers systèmes qui se renversent et se succèdent sont une preuve de l'erreur.

Cet esprit novateur est-il un de ces hommes entraînés par la tendance du siècle à condamner le passé sans examen et sans justice? Ennemi de l'erreur, a-t-il su trouver la vérité? ou bien est-il un de ces esprits superficiels assez instruits pour trouver combien sont faibles les bases des doctrines médicales, mais en même temps assez peu réfléchis pour les attaquer sans savoir encore ce qui pourra leur être substitué? On pourrait croire qu'il en est ainsi en voyant même l'Académie de médecine, juge dans sa propre cause, traiter le docteur *Hahnemann* comme un visionnaire, et dire que son système est du charlatanisme (1). Et cependant, qu'est le docteur Hahnemann? Je crois donc devoir, dans cette notice, pour éclairer mes lecteurs, leur donner un précis de la vie médicale de ce grand homme, fondateur de la *médecine homœopathique*, de cet illustre vieillard qui, âgé de 81 ans, poursuit avec un zèle infatigable les immenses travaux auxquels il s'est voué tout entier pour le bonheur de l'humanité. Je parlerai ensuite de *l'Homœopathie*, de sa supériorité incontestable sur les doctrines médicales actuellement en vogue, des causes du peu de progrès qu'a fait jusqu'à ce jour la médecine pratique; je réfuterai les objections lancées contre *l'Homœopathie*, qui semblent avoir un certain poids, et qui pouraient ébranler la confiance de quelques malades. Je terminerai ensuite par des observations tirées de ma pratique, qui seront propres à faire ressortir la puissante efficacité de la précieuse découverte de *Hahnemann* dans le traitement d'affections très-graves, tant aiguës que chroniques.

Hahnemann, né à Meissen, petite ville de Saxe, en 1755, se distingua dès son enfance par une grande aptitude au travail, et par l'esprit solide et judicieux qu'il porta dans ses premières études. Il avait appris de bonne heure à comprendre combien il faut observer avec soin tous les phénomènes de la nature organique pour parvenir à en reconnaître les lois. En 1775, il se rendit à l'Université de Leipsig, avec 30 ducats dans sa poche, pour y suivre les cours de médecine, et il chercha à augmenter ses faibles ressources en traduisant de l'anglais plusieurs ouvrages de médecine. Après deux années de travaux, il alla à Vienne, afin d'y suivre les hôpitaux, et sut si bien mériter la confiance et l'amitié du médecin directeur de l'hôpital de *Léopold*, le docteur *de Quarin*, que celui-ci se faisait souvent remplacer par le jeune Hahnemann auprès de ses malades.

Le manque d'argent le força cependant bientôt à quitter Vienne, et il alla passer deux ans à Hermanstadt, où il fut attaché comme médecin et comme bibliothécaire à la maison du gouverneur de la Transilvanie. Au bout de ce temps, il se rendit à l'Université d'Erlangen, dans l'intention d'y prendre le grade de docteur, et il y soutint publiquement une thèse intitulée : *Conspectus affectuum spasmodicorum œtiologicus et therapeuticus*. Revenu en Saxe, il changea plusieurs fois de séjour jusqu'en 1789 qu'il se fixa à Leipsig. Il est à remarquer que, pendant tout cet espace de temps, il se livra principalement à des études de chimie et de minéralogie. Convaincu qu'il était de l'imperfection de la médecine ordinaire, dégoûté de ses contradictions sans nombre, du vide de ses théories, de l'aveugle empirisme de sa pratique, il renonça presque entièrement à exercer la profession qui devait être son gagne-pain, aimant mieux vivre pauvre que de transiger avec sa conscience.

Il publia un grand nombre de traductions de l'anglais, du français et de l'italien, et beaucoup d'articles de médecine et de chimie dans les journaux scientifiques de l'Allemagne. Ce qui est resté de ces premiers travaux, et ce qui avait

---

(1) Les savants en place, et surtout les Académiciens d'aujourd'hui inclinent vers le pouvoir absolu. Serait-ce qu'ils sont absorbés par le spectacle de cette unité motrice qui régit l'immensité de l'univers, et par ces lois d'un ordre constant et impérieux qui président à la composition et à la décomposition de tous les phénomènes de la nature ! Quelqu'un devrait bien nous donner la solution de ce problème.

contribué déjà à lui faire un nom avant la découverte des faits homœopathiques ; ce sont principalement : ses Recherches sur l'Empoisonnement par l'arsenic, et les Preuves judiciaires pour le constater, et le mode de préparation du mercure soluble, qui a conservé son nom. L'ensemble de ces travaux prouve que si Hahnemann avait alors renoncé à la pratique de son art, il n'avait point abandonné pour cela ses études médicales; mais la direction tout expérimentale qu'il leur donna, fait voir que, déjà alors, il n'entrevoyait de salut pour la médecine que dans un examen plus attentif des faits. Déjà, à cette époque, on voit naître chez lui cette idée, devenu plus tard si féconde, que la première condition d'un emploi sûr des substances médicinales, c'est l'étude approfondie de leurs effets vrais sur l'organisation humaine, et que la seule manière d'observer ces effets d'une façon concluante, c'est de les suivre attentivement chez l'homme sain, et non chez le malade, où mille influences perturbatrices, inappréciables, contribuent à les dénaturer.

Dans l'année 1790, en traduisant la matière médicale *de Cullen*, Hahnemann fut si mécontent des hypothèses gratuites par lesquelles on tentait d'expliquer la puissance fébrifuge du quinquina, qu'il résolut d'expliquer enfin cette question, en faisant sur lui quelques essais avec cette substance. Ce fut alors qu'il découvrit avec étonnement le premier fait, qui donna naissance plus tard à la doctrine homœopathique. Il observa que le quinquina, par son action propre, produisait chez l'homme sain une fièvre intermittente très analogue à celle que ce médicament guérit le mieux, et qu'en outre il faisait naître une foule d'autres symptômes très variés dont il n'avait jamais été question dans les matières médicales. Frappé de cette observation, Hahnemann se demanda si la propriété fébrifuge du quinquina ne viendrait pas précisément de cette faculté de produire chez l'individu sain une affection toute semblable, et si ce fait, une fois bien avéré, ne se répéterait pas pour d'autres substances capables aussi de développer des maladies. L'expérience seule pouvait en décider : il n'hésita pas à l'interroger avec un zèle et une patience que la perspective d'un grand but à atteindre pouvait seule soutenir à un si haut degré.

La première chose à faire était évidemment d'étudier avec le plus grand soin les symptômes propres à chaque substance qu'on emploierait plus tard à guérir. Hahnemann commença dans ce but une série d'expériences sur lui-même et sur quelques amis disposés à coopérer à ses travaux. Rien ne lui coûta pour arriver à ses fins : privations de tout genre, régime sévère pendant les essais, souffrances journalières, et souvent très-pénibles, causées par l'ingestion répétée de petites doses de poisons les plus actifs, il se soumit à tout pendant des années entières pour arriver à la connaissance de cette loi qu'il cherchait avec tant d'ardeur. Les découvertes curieuses qui furent la suite de ses travaux opiniâtres, le récompensèrent, il est vrai, richement. Il reconnut avec évidence à quel incroyable degré d'imperfection se trouvait encore l'étude des propriétés pathogénétiques des médicaments. Tout était à créer dans cette branche de la science. On ne connaissait des principaux agents médicinaux que les symptômes les plus saillants ; et sans même s'embarrasser de rechercher si ces effets tumultueux appartenaient réellement à l'action directe de chaque substance, ou s'ils n'étaient pas plutôt causés par une réaction violente de l'organisme, s'efforçant de rejeter au dehors la force ennemie qui l'attaquait ; on avait classé les agents thérapeutiques, suivant ces symptômes saillants en vomitifs, purgatifs, sudorifiques, diurétiques, etc. Tout ce vaste échafaudage s'écroula devant les observations répétées et fidèles de Hahnemann ; il étudia chaque substance jusque dans les moindres nuances de ses effets, toujours sur l'homme sain, et il vit que ces nuances seules peuvent servir, dans bien des cas, à caractériser l'action des médicaments, dont les symptômes violents se ressemblent presque tous plus ou moins.

Tout en se livrant à ce travail laborieux qui devait fournir les matériaux d'une matière médicale, Hahnemann, ramené à la pratique par le désir d'explorer la voie nouvelle qui s'ouvrait devant lui, répéta, avec d'autres substances, le fait si curieux qu'il avait observé dans le mode d'action du quinquina ; il s'assura d'abord que le principe homœopatique se vérifiait également pour les divers médicaments, distingués jusqu'alors par l'épithète de *spécifiques* : que le mercure ne guérissait la syphilis que parce qu'il développait des symptômes analogues à ceux de cette maladie chez la personne saine qui en prenait ; que le soufre ne guérissait la gale qu'à cause de la propriété dont il jouit, de produire des éruptions cutanées analogues à celles de cette affection contagieuse, etc., etc.

Ce ne fut d'abord qu'avec la plus grande circonspection que Hahnemann tenta sur ses malades l'application du principe nouveau qu'il avait découvert. Il essaya de combattre les symptômes des maladies, en leur substituant en quelque sorte l'action de celle des substances déjà éprouvées qui offrait avec eux le plus d'analogie. Le succès couronna ses premières tentatives : il obtint des guérisons tout à la fois plus sûres, plus complètes et plus faciles. L'évidence de mille faits répétés, et dans lesquels le principe se vérifiait toujours, le conduisit enfin à proclamer, dans toute sa généralité, la loi homœopathique.

Cependant l'expérience-pratique amena bientôt Hahnemann à une découverte nouvelle et très-importante relativement au mode d'action des médicaments. On conçoit que la nature même de la méthode homœopathique, qui entraîne nécessairement une aggravation momentanée des symptômes morbides, devait imposer la plus grande réserve dans la dose du remède à administrer ; aussi Hahnemann commença-t-il tout d'abord par réduire de beaucoup les doses usitées dans la médecine ordinaire. Il resta cependant, à son début, bien au-dessous de ces atténuations presque infinitésimales, dont l'action a été et est encore l'objet de tant de doutes. Il commença par des fractions de grain, telles à peu près qu'on les emploie pour les remèdes les plus actifs ; le besoin d'une exactitude rigoureuse dans l'appréciation de quantités aussi exigues, lui suggéra des procédés particuliers pour fractionner les doses ; il imagina de mélanger les sucs actifs des plantes dans des proportions déterminées avec l'alkool qui leur sert de principe conservateur, ou les substances sèches pulvérisées, avec le sucre de lait en poudre, l'amidon ou le cacao, matières éminemment neutres et propres à servir d'excipient. Ainsi une goutte de suc de plante, mélangée intimement avec 99 gouttes d'alkool, donnait une préparation dont chaque goutte contenait un centième de goutte du médicament. Une de ces gouttes, mélangée de nouveau avec 99 gouttes d'alkool, portait la division jusqu'au dix-millième, et ainsi de suite, il en était de même des substances en poudre triturées très-intimement avec les mêmes quantités proportionnelles de sucre de lait, en prenant le grain pour unité.

Or, ce mode de préparation conduisit Hahnemann à cette singulière observation, que l'acte de triturer les substances, ou de secouer les liquides qu'il mélangeait, développait, à un haut degré, l'énergie de leurs propriétés pathogénétiques ; et ce ne fut que, guidé par l'expérience, seul oracle auquel il eût foi, que Hahnemann arriva, par des réductions successives, aux doses infinitésimales qu'il prescrit aujourd'hui. Hahnemann a poussé tellement loin l'étude de tous les effets purs des médicaments, qu'il a découvert des richesses et des puissances jusqu'alors inconnues ; mais il ne peut obtenir ces résultats qu'en prenant une infinité de soins, de précautions, de manipulations inusitées ou négligées par la médecine ordinaire, et il ne faut pas plus s'étonner de la puissance de certains médicaments dilués à l'infini, dus aux découvertes ou aux observations d'Hahnemann, que de la force prodigieuse de la vapeur qui nous est restée si long-temps inconnue, quoiqu'elle fût un objet d'usage continuel.

Quand Hahnemann recommande de secouer les liquides ou la trituration, pendant trois heures, de chaque grain d'une substance quelconque, avec trois fois cent grains de sucre de lait (*de telle sorte que la manipulation complète d'un médicament que l'on amène au décillionième du grain primitif, exige plus de trente heures d'un travail constant et énergique d'un homme robuste*), il ne faut pas croire que ce soit une puérilité ; il serait impossible d'obtenir autrement une division égale et un mélange parfait du grain ou de la goutte primitifs dans les trente préparations successives qu'on leur fait subir. Si l'on essayait de mélanger une goutte de suc de belladone dans un tonneau rempli d'eau, ou d'un grain de poudre médicinale à un quintal de farine, il n'y aurait pas de puissance humaine qui pût opérer une subdivision complète de la goutte primitive dans de telles masses. On a dit à Hahnemann qu'en jetant une goutte d'un médicament quelconque dans le lac de Genève, la masse du lac devrait offrir des effets médicinaux tout aussi certains qu'une goutte de la trentième préparation qui contient le décillionième. Hahnemann a répondu très-judicieusement, qu'il donnerait certainement une puissance homœopathique à toute la masse du liquide du lac de Genève, si on voulait lui fournir une machine assez puissante pour opérer une dilution complète dans un pareil volume d'eau.

Hahnemann observa des effets pernicieux produits, dans beaucoup de cas, par des atténuations trop peu élevées, suivant la nature de la maladie ou de la disposition du malade. L'exacerbation causée par la substance homœopathique était souvent trop forte, et pouvait être dangereuse ; dans tous les cas, elle tourmentait inutilement le malade, puisque, avec une atténuation plus élevée, l'effet salutaire était également produit, et presque d'une manière insensible. Ces doses infiniment petites, sur lesquelles on a tant plaisanté, parce que la plaisanterie était singulièrement facile, sont donc un résultat de l'expérience, et d'une expérience prolongée. La réalité de leur action a été reconnue de tous ceux qui ont bien voulu prendre la peine de vérifier ce fait, et le nombre en est grand à l'époque actuelle, car il y a des médecins homœopathes dans presque tous les pays.

Les succès d'Hahnemann devinrent si décisifs, si brillants, qu'il vit dès-lors commencer contre lui les persécutions dont il a eu à souffrir pendant si long-temps. La jalousie de quelques confrères, peu dignes assurément du nom de médecins, et les intérêts des pharmaciens menacés par le succès de la nouvelle doctrine, s'élevèrent contre l'audacieux réformateur et lui suscitèrent mille obstacles. Il y avait, en effet, de quoi faire trembler la pharmacie dans l'apparition d'une méthode qui s'annonçait comme traitant les malades avec des millièmes de grains de médicaments. Il était en Allemagne, et on appela contre lui d'anciens règlements non abrogés, qui défendaient aux médecins de donner eux-mêmes les médicaments, et qui assuraient aux pharmaciens un monopole exclusif à cet égard. En conséquence, Hahnemann se vit obligé de quitter le pays, ne voulant pas consentir à confier la préparation de ses instruments de guérison aux mains d'adversaires intéressés à traverser ses succès. Il se retira donc d'abord à Hambourg, ensuite à Eislembourg et à Torgau, où il continua ses travaux.

Bien plus désireux de faire tourner au profit de la science et de l'humanité la belle découverte due à sa persévérance, que de la faire servir à ses intérêts pécuniaires, Hahnemann ne songea point à en conserver le secret, chose qui lui eût été bien facile. Dès qu'il se fut assuré de la réalité des faits, il publia ses observations dans plusieurs articles du journal de Hufeland, où il rapporta aussi quelques-unes des guérisons obtenues par la nouvelle méthode. Il ne se laissa pas décourager par les attaques violentes qui surgirent alors de toutes parts contre lui. Assuré désormais de la bonté de sa cause, il répondit à ses adversaires avec cette chaleur qui est l'effet d'une conviction profonde, et cette indignation de l'homme d'honneur qui repousse des imputations calomnieuses. Ce fut sans doute un malheur pour l'Homœopathie elle-même, que le ton d'extrême acrimonie qui a régné pendant si long-temps dans la polémique de Hahnemann et de ses adversaires, mais on ne saurait, certes, en faire un reproche au premier : il a dû proportionner la vigueur de la défense à la violence de l'attaque.

Une épidémie meurtrière de scarlatine, qui ravagea une partie de l'Allemagne, devint pour Hahnemann l'occasion d'une nouvelle découverte aussi curieuse qu'importante. Appliquant au traitement de cette maladie le principe homœopathique, il trouva d'abord dans la belladone un remède spécifique pour la combattre. La belladone, en effet, dans son action puissante sur l'organisme, produit des éruptions de plaques d'un rouge foncé, accompagnées des principaux symptômes morbides qui caractérisent la scarlatine. Mais après avoir trouvé le remède efficace, Hahnemann se demanda si cette même analogie d'action ne le rendrait point propre à préserver aussi de la contagion, par une influence semblable à celle de la vaccine à l'égard de la petite vérole. Le parallèle, en effet, s'offrait tout naturellement à l'esprit. Aucun fait homœopathique n'est plus singulier, plus surprenant, moins explicable que l'action préservative, prolongée pendant toute la vie d'un homme, d'une quantité inappréciable en poids de virus vaccin; et pourtant ce fait, si fort contesté dans l'origine, est maintenant reconnu comme indubitable. Hahnemann entrevit, dans ce fait isolé, une loi générale qu'il était réservé à l'Homœopathie de proclamer comme telle. Comment le virus vaccin met-il l'organisme à l'abri de la contagion de la petite vérole, si ce n'est en y substituant d'avance une action très-analogue, et propre par cela même à exclure toute influence de même nature? Or, pourquoi le médicament homœopathique et spécifique d'une maladie contagieuse, s'il était pris à l'avance, ne préserverait-il pas de cette même maladie par un procédé tout semblable? Hahnemann essaya donc de faire prendre à un grand nombre d'enfants de très-petites doses de belladone, qu'il répétait tous les six ou sept jours pour les préserver de la scarlatine. L'expérience vérifia complétement ses conjectures; et la vertu préservative de cette substance contre la fièvre rouge, niée d'abord et rejetée comme une vaine hypothèse, a été constatée dès-lors, dans des milliers de cas, par des médecins de toutes les opinions et de tous les pays.

Hahnemann a encore trouvé beaucoup d'autres préservatifs très-importants, bien entendu que les remèdes doivent toujours être administrés aux doses homœopathiques, et préparées comme il l'indique.

Cependant des observations répétées, et l'exercice-pratique du nouveau principe médical pendant plusieurs années, avaient produit une masse de faits suffisants pour permettre de s'élever à une théorie complète; Hahnemann y travailla pendant quatre années, et il fit paraître son *Organon de l'art de guérir*, où la doctrine homœopathique se trouve exposée avec détail. Cet ouvrage, marqué au sceau du génie, qui a été revu plusieurs fois et fort augmenté, en est maintenant à sa cinquième édition; il a été traduit en toutes les langues.

Revenu à Leïpsig, dans le but d'y pratiquer et d'y enseigner l'Homœopathie, Hahnemann défendit publiquement une thèse intitulée : *De Helleborismo veterum*. L'influence que ses doctrines commencèrent dès-lors à exercer, réveillèrent de nouveau contre lui la jalousie et la haine. Les calomnies les plus contradictoires furent répandues sur son compte. On l'accusait tantôt de ne donner à ses malades que des substances complétement inertes, en laissant croire qu'elles étaient douées de toutes sortes de vertus, tantôt de mettre dans tous ses remèdes de l'arsenic et d'autres poisons très-violents. On lui reprochait du charlatanisme, tandis qu'il avait loyalement exposé au public médical les fruits de ses pénibles recherches, et rendu compte d'une manière toute scientifique de sa méthode et de ses procédés. Mais, en dépit de l'opposition la plus violente, ses enseignements trouvaient des disciples, et les malades affluaient autour de lui. Chose bien remarquable, c'est en guérissant plusieurs médecins des maladies contre lesquelles les méthodes anciennes les avaient laissés sans secours, qu'il se fit les disciples à la fois les plus chauds et les plus éclairés. Ce fut ainsi qu'il guérit d'une maladie de poitrine le docteur Nécher, médecin distingué, qui, plus tard, porta et répandit à Naples les doctrines homœopathiques. Il rétablit les docteurs Aegidi et Petersen. La même méthode a guéri d'une maladie grave et inespérée M^{me} la femme du docteur Desguidi, qui, plus tard, importa l'Homœopathie en France, et dont les succès à Lyon tiennent du prodige.

A l'aide de quelques amis et de plusieurs de ses disciples les plus zélés, Hahnemann publia sa matière médicale pure, dont six volumes ont paru successivement, et ont déjà reçu les honneurs d'une deuxième édition. Cet important ouvrage forme maintenant le riche arsenal où les homœopathes vont chercher des armes contre toutes les maladies connues. Près de quatre vingt mille observations de symptômes, variés à l'infini, laissent bien rarement le médecin homœopathe dans l'embarras, lorsqu'il s'agit de trouver les analogues d'une affection quelconque. Cet arsenal, cependant, s'enrichit chaque jour, et il serait difficile d'assigner, sous ce rapport, des limites aux développements futurs de l'Homœopathie.

Cependant cette méthode n'avait obtenu de succès bien décidés que dans son application aux maladies aiguës. La classe des affections chroniques, si nombreuse et si rebelle aux traitements ordinaires, avait présenté à l'Homœopathie même des difficultés inattendues. Convaincu par sa longue expérience de la généralité du principe de sa doctrine, Hahnemann vit dans ces obstacles mêmes l'indice d'un problème non résolu encore sur la nature des maladies chroniques. Il appliqua à la recherche de ce problème tout son talent d'observation et son infatigable ardeur de travail, et c'est ainsi qu'il fut amené, après plusieurs années, à établir le principe de la nature miasmatique des affections chroniques, et à découvrir les substances propres à les combattre efficacement.

Ce ne fut qu'après douze années d'expériences et d'observations, que Hahnemann publia les fruits de ses nouvelles et précieuses recherches, dans son ouvrage sur les maladies chroniques, imprimé en 1828, et traduit de l'allemand, en 1832, par *Jourdan*.

Cependant, en 1820, de nouvelles persécutions, suscitées principalement par les pharmaciens de Leipsig, forcèrent encore Hahnemann à quitter cette ville. Mais cette fois, le duc régnant d'Anhalt-Cœthen, Ferdinand, offrit à l'illustre proscrit un asile assuré dans sa résidence, et l'accueillit avec toutes sortes de distinctions. Dès-lors il a toujours résidé à *Cœthen* et, depuis peu, à *Paris*, où il s'est voué entièrement à la pratique étendue que sa célébrité lui a procurée, et à l'achèvement des travaux de toute sa vie.

Cette faible esquisse de la belle carrière parcourue par Hahnemann suffira pour montrer combien est peu fondée l'accusation de charlatanisme si souvent portée contre lui par ses adversaires. On le voit suivre, dès l'origine, une marche toute rationnelle et expérimentale, ne s'appuyer que sur les faits, donner connaissance de toutes ses découvertes à mesure qu'il se croit assuré de leur certitude, et chercher à les rattacher par le raisonnement aux lois générales de la nature. On lui a reproché d'avoir imaginé les doses infinitésimales pour donner à sa doctrine un air de singularité : mais comment ne songe-t-on pas que ç'eût été là un bien mauvais moyen de succès ? Qui peut douter que le principe homœopathique n'eût trouvé bien plus facilement accès dans le monde médical, sans cette excessive exiguité des doses qui heurtent de front toutes les notions du sens commun ? Singulier calcul que celui de faire naître de prime abord l'incrédulité pour attirer la confiance ! Tout ce que l'Homœopathie a de paradoxal découle réellement de la nouveauté complète des faits, l'intérêt personnel du fondateur eût exigé que ces faits singuliers fussent tenus secrets, ou suffisamment modifiés pour les réconcilier avec nos notions habituelles.

On ferait un petit volume en rassemblant les titres des ouvrages qui ont paru en Allemagne pour ou contre l'Homœopathie. Ce qui frappe le plus dans cette polémique, c'est que la nouvelle doctrine n'a été, en général, combattue que par des raisonnements, et jamais par des faits bien observés, tandis qu'elle n'en appelle qu'aux faits pour prouver sa validité.

Hahnemann, dans sa longue pratique, a donc reconnu combien sont incertaines les méthodes de guérir enseignées par l'école ancienne. Il a trouvé la classification des maladies inexacte, et l'application des remèdes souvent insuffisante ou nuisible par leur mélange et leur quantité. Il a senti qu'une science qui ne doit essentiellement se composer que de l'observation des faits, et qui cependant, depuis plus de deux mille ans, reste pour ainsi dire stationnaire, n'est pas sur la bonne voie. En effet, la médecine n'a pas su profiter des immenses progrès qu'ont faits les sciences naturelles ; les secours de la chimie, de la botanique et de la physique, n'ont rien changé à son corps de doctrine, toutes les méthodes sont restées, comme elles l'étaient, incertaines et conjecturales. Hahnemann a donc quitté les vieilles ornières de l'école ; il s'est remis à observer. Ses définitions sont simples ; une maladie n'est pour lui qu'*une puissance dynamique déviée ; il faut agir dans le même sens qu'elle pour la ramener dans le même sentier* ; qu'on ne peut l'analyser qu'en examinant l'ensemble des symptômes par lesquels on reconnaît comment l'état de santé, qui se trouve l'état naturel d'une constitution régulière, est altéré ; la guérison n'est autre chose que la disparition entière de ces symptômes. Il réprouve la classification des maladies ; il dit que chaque maladie est un cas nouveau ; que de même qu'il n'y a pas deux physionomies parfaitement semblables, deux caractères et deux tempéraments entièrement identiques, il n'y a pas non plus deux maladies qui puissent être absolument la même ; que la maladie, dans son ensemble, est dépendante de tous les éléments différents qui se réunissent pour composer l'individualité du malade. Il a donné deux directions parallèles à sa marche : l'observation du mal et l'étude du remède, l'application d'un remède bien connu à un mal bien observé. La partie fixe de ce système est celle du remède ; son essence est invariable. La partie variable à l'infini, qui ne peut d'avance être soumise à aucune classification, est celle de la maladie. C'est le sujet de la plus constante et de la plus minutieuse observation.

Hahnemann n'impose pas son système par une forme dogmatique ; il dit à ses adversaires : « Essayez, voyez et jugez ; vous reconnaîtrez alors, comme moi et
« avec moi, des faits positifs, qui vous montreront les lois d'après lesquelles agit
« la nature ; leurs causes sont un mystère pour notre intelligence ; mais les faits
« sont sous vos yeux, et nous ne pouvons nous refuser à l'évidence. »

Hahnemann oppose donc une nouvelle maxime : *Similia similibus*, à l'ancien aphorisme : *Contraria contrariis*. Il désigne sous le nom *d'allopathe* tout médecin qui n'agit pas selon les règles de l'Homœopathie. Les principes qui servent de base à son système sont : qu'il y ait entre le remède et le mal une affinité similaire. Les mêmes symptômes produits, par le remède en état de santé, seront capables de guérir des symptômes semblables en état de maladie ; plus l'affinité du remède avec ce mal sera grande, plus il sera homogène au mal.

Il pousse le principe de la division des substances médicinales jusqu'à un degré que la pensée se refuse à saisir et à regarder comme possible.

Guérir une maladie, c'est rétablir la santé de la manière la plus certaine, la plus douce, la plus rapide, la plus parfaite et la plus durable.

Le procédé curatif se réduit à trois fonctions essentielles :

1° Réunir les symptômes de la maladie, en avoir l'image complète devant les yeux ;

2° Trouver les instruments qui doivent opérer la guérison, c'est-à-dire les médicaments convenables ;

3° Employer ces instruments de façon que la santé s'en suive.

Avant de montrer comment Hahnemann a été successivement conduit par la voie de l'observation et de l'expérience à la découverte de ces principes, examinons que cette grande loi thérapeutique avait déjà, en France, été pressentie, entrevue, invoquée en quelque sorte par quelques médecins, véritables observateurs, mais je ne citerai que le docteur Sainte-Marie, dont les connaissances et la renommée faisaient la gloire de la ville de Lyon, sa patrie, où il exerçait la médecine. Dans la préface de son formulaire médical et pharmaceutique de 1820, page 80, il dit : « Il est certain que nous guérissons quelquefois en agissant dans
« le sens même de la nature, et en complétant par nos moyens l'effort salutaire
« qu'elle a entrepris et qu'elle n'a pas la force d'achever. C'est ainsi que *Rivière*,
« à une époque où le quinquina n'était point connu, a guéri des fièvres ataxiques
« intermittentes soporeuses, en donnant de l'opium dans l'intervalle des accès.
« *J. P. Frank* rapporte une observation curieuse, relative à ce principe, et que je
« m'empresse de citer ici : Un homme, âgé de 40 ans, était réduit au dernier
« degré de consomption par une diarrhée fort ancienne. Le malade écouta la pro-
« position d'un empirique, qui lui fit prendre une poudre drastique, dont il ca-
« chait la composition. Une superpurgation des plus violentes en fut le résultat :
« le malade fut près de mourir, mais son dévoiement cessa par cette crise, et
« bientôt la santé se rétablit franchement et entièrement. A cette occasion, Frank
« se demande si les drastiques seraient capables de guérir quelquefois les diar-
« rhées. Un fait semblable s'est passé sous mes yeux en 1847. Un dessinateur de
« cette ville était consumé depuis dix mois par un cours de ventre, avec de lé-
« gères coliques au moment des selles. Ni le régime le mieux réglé

« ensuite la diète la plus sévère, ni les adoucissans, ni les antiphlogistiques de
« toute espèce n'avaient pu le guérir. Il prit un jour sans rien dire une forte dose
« d'élixir, dit remède de Leroy ; il vomit plusieurs fois, et fut terriblement purgé
« pendant 24 heures. On crut qu'il allait périr, tant il était faible et exténué ;
« mais cette crise terminée, la convalescence commença, elle fut rapide autant
« que complète. »

« Le fait suivant me paraît encore se rapporter à cet ordre de considérations.
« Un empirique, aux environs de Lyon, s'est acquis, depuis 1803, quelque cé-
« lébrité dans le traitement de l'Epilepsie..... Il n'exige son salaire que deux ans
« après le traitement, et lorsque la guérison paraît bien confirmée à tout le monde.
« Son secret consiste en une poudre qu'il fait prendre le matin, et il oblige le
« malade de garder le lit tout ce jour-là, dans la crainte, s'il restait levé, qu'il
« ne s'assommât ; et, en effet, de violents et nombreux accès d'épilepsie ont lieu
« pendant vingt-quatre heures. Le malade se trouve le lendemain dans un affai-
« blissement extrême, avec stupeur ou délire ; là se termine le traitement et l'o-
« pération du remède. Le malade est exempt de son mal pour plusieurs années,
« quelquefois même pour toujours. Il est impossible que ces faits ne soient que
« d'heureux hasards ; ils se rattachent indubitablement à quelque grande loi théra-
« peutique que j'ai peut-être entrevue dans le principe ci-dessus établi, mais
« qui reste encore mieux à déterminer que je n'ai pu le faire. »

Mais Hahnemann, avant tous les médecins, avait entrevu la loi homœopathique : *Similia similibus* ; il avait pensé que le remède le plus convenable, pour guérir une maladie, devait être celui qui produirait des effets les plus semblables
possibles aux symptômes du mal. Il avait été amené à ces idées justes par la médecine populaire : le vin chaud, qui enlève quelquefois une fièvre violente ; la
neige en frictions, qui ranime un homme gelé, tandis que la chaleur du feu le
fait mourir ; le cuisinier qui, avec quelques minutes de courage, guérit, en l'ap-
prochant du feu, la brulûre qu'il vient de se faire ; le petit verre d'eau-de-vie,
qui étanche la soif et la sueur du moissonneur.

Ces remarques, ces citations se présentent en masse ; on a été souvent très près
de la grande vérité ! Mais on s'est borné à des idées passagères, et c'est ainsi que
la régénération si absolument nécessaire de cette vieille thérapeutique, en un art
de guérir véritable, pur et certain, est restée sans exécution jusqu'à nos temps !

On vient de voir que le remède qui guérit une maladie peut donc précisément
être celui qui, chez l'homme sain, a le pouvoir d'en causer une semblable. Ce
fait est prouvé par l'expérience, il serait inutile de créer une théorie pour en donner l'explication ; car le comment de la médecine la plus rationnelle même ne
peut être rapporté en théorie à des preuves mathémathiques : mais nous ignorons
de même le comment du développement des semences confiées à la terre ; ce qui
ne nous empêche pas d'en mettre à profit les résultats. Que la guérison s'obtienne
en épuisant le mal, en complétant l'effort salutaire de la nature, comme tendait
à le penser le docteur Sainte-Marie, ou de toute autre manière, c'est bien là certainement la grande loi thérapeutique, invoquée il y a quinze ans par cet écrivain
français.

Hahnemann, en opposant à une maladie donnée le médicament reconnu capable
de la produire, vit bientôt qu'à nos doses ordinaires il manquait souvent le but,
soit en ajoutant trop de mal au mal, soit en provoquant des réactions assez fortes
pour rejeter l'agent curateur, sans lui laisser le temps de produire son effet légi-
time, soit par toute autre cause. De là il fut conduit à penser que, puisqu'il y
avait spécificité, analogie, convenance élective entre les deux éléments à mettre
en présence, le remède et le mal, il était possible que ce rapport, dépendant
bien plus, dans le médicament, de sa nature que de sa masse, en rendît encore
suffisamment actives les moindres portions, comme Spalanzani nous a prouvé que
la guttule spermatique de grenouille va, tant qu'elle n'est pas altérée dans sa
nature, se diviser à l'infini pour féconder au large des millions d'œufs. Enfin, de
travaux en travaux, et quelle qu'ait été la route du génie, Hahnemann reconnut
que c'était à une dose incroyablement petite que le remède homœopathique,

préparé d'une manière spéciale, voulait être administré; et il publia bientôt des procédés certains et faciles qui permettent d'employer ainsi tout médicament par grain, par centième, par millième, millionième, décillionième de grain.

Mais ces principes d'actions, à l'aide de ces doses infinitésimales, ont soulevé contre Hahnemann le dédain de quelques médecins et l'incrédulité du public. Avant de montrer comment Hahnemann a été successivement conduit, par la voie de l'observation et de l'expérience, à les découvrir, examinons-les sous un autre point de vue. Voyons si une loi générale peut suffire pour expliquer des phénomènes que le médecin, qui remonte par l'observation des faits aux principes, n'a pu établir comme certains qu'après en avoir recueilli les preuves sur son chemin.

A l'incrédule qui nie que la décillionième partie d'un grain d'une substance médicinale puisse encore conserver de la puissance, Hahnemann demande combien pèse le miasme de la peste; où est-il? quelle est sa forme? Quel est le poids ou le volume du miasme imperceptible qui communique la rougeole, la scarlatine, la petite vérole? Quelle quantité de virus vaccin faut-il pour préserver de cette dernière affection, puisqu'il est reconnu qu'un verre d'eau dans lequel on laverait une lancette trempée seulement dans un bouton, fournirait de quoi vacciner efficacement plus de mille personnes? Tout le monde sait qu'un grain de musc suffit pour infecter en une minute une maison entière; que pèse donc la molécule odoriférante qui s'en dégage? Et après avoir donné lieu à de si puissantes émanations pendant un an, ce grain de musc, placé dans la balance, ne paraît pas avoir sensiblement perdu de son poids. L'odeur du musc, de l'ambre ou de la jonquille, n'est pas seulement de la matière étendue, c'est encore une puissance qui agit fortement et profondément sur l'organisme; là elle amène des défaillances, ailleurs des vomissements, des insomnies, des vertiges, des avortements; ailleurs elle peut même éteindre la vie. Ici c'est le séné et la manne dont l'odeur devient purgative, là c'est quelques grains de camphre qui, de la même manière, combat l'influence pernicieuse d'un vésicatoire sur les voies ordinaires.

Quittons ces preuves si elles ne peuvent vous mettre sur la route; ne flairez pas l'essence de thérébentine; bornez-vous à la toucher du petit doigt en détournant la tête, il y aura bientôt assez d'absorption pour qu'il soit communiqué à l'urine une odeur très-prononcée de violettes, et attestera le pouvoir des atômes qui ont agi dans ce faible contact; quelle quantité de matière est versée par une branche de *delphinium* dans la main qui, pour l'avoir seulement cueillie, est bientôt en proie à des convulsions douloureuses? Que produit sur une peau délicate le formidable contact et même les exhalaisons du *rhus toxicodendrum*? Qui ne sait que de s'endormir, ou même de se reposer sous l'ombrage du noyer *juglans regia*, a compromis la santé et même la vie? Que les *arum dracunculus* et *italicum* répandent au loin des miasmes infectes et délétères, agissant sur l'organisation comme celles des matières animales en putréfaction, et si puantes, que les insectes *stercoraires* et *cadavérins* trompés, accourent de toutes parts pour se nourrir et déposer leurs œufs? Que seulement les vapeurs du *Mancenilier* font périr les ouvriers qui veulent couper ou travailler cet arbre d'Amérique? Que les exhalaisons de toutes les parties des *jusquiames*, de la *belladone*, des *datturas*, des *pavots*, deviennent en peu de temps stupéfiantes ou soporatives? Ces faits se retrouvent retracés dans la plupart des livres d'hygiène.

Où est le minimum du virus de la rage, du venin conservé par la dent brisée et long-temps desséchée d'un reptile? Du poison de la flèche éternellement mortelle d'un sauvage? Où sont vos eudiomètres, vos balances pour peser ce souffle du marécage qui renverse les armées et dépeuple les provinces?

Puisons à d'autres sources, elles ne nous manqueront pas: le peuple a de tout temps mis un baton de soufre dans l'abreuvoir des animaux domestiques malades, et la science n'a pas osé proclamer la nullité complète d'une telle médication. Le peuple a gardé l'habitude de rendre vermifuge l'eau de fontaine en la faisant bouillir avec quelques globules de mercure, consacrés dans les familles à cet usage héréditaire, et une foule de praticiens distingués, d'auteurs de matière médicale, ont conseillé l'emploi de ce moyen. Que dirons-nous de ces eaux minérales qui, avec des atômes de sels neutres, constatés à grande peine par la chimie, ont plus d'effets diurétiques et laxatifs que les mêmes sels donnés à pleines mains?

Rappelons encore quelques faits connus qui puissent nous disposer à regarder comme possibles ce que les homœopathistes disent à cet égard. Plusieurs praticiens ont de tout temps mis beaucoup d'importance à réduire certains médicaments en poudre d'une extrême ténuité ; les médecins se rappellent qu'on a préconisé, en Angleterre spécialement, l'emploi d'un quinquina, ne différant de tout autre qu'en ce qu'il était tellement pulvérisé, tellement divisé, que la pointe humectée d'un couteau enlevait assez de cette poudre pour détruire une fièvre intermittente. Des faits de ce genre, anciens, nombreux et bien connus, sont communément trop délaissés, trop peu approfondis ; mais le médecin qui les a ainsi négligés est-il en droit de nier d'avance tout le parti qu'en auraient pu tirer ceux qui en auraient fait une étude spéciale. Je me borne à signaler cette injustice, et je laisse parler à ma place le docteur Sainte-Marie sur une question qui ne peut être ici qu'effleurée :

« Je parlerai d'abord d'un effet singulier et à peine observé, quoiqu'il arrive
« tous les jours : c'est l'accroissement d'activité qu'acquièrent certaines substances
« quand elles sont mêlées à l'eau dans de certaines proportions. Ce liquide, loin
« d'énerver leur vertu, comme on est d'abord porté à le croire, ne fait que la
« développer. Serait-ce en délayant le principe actif, en le rendant plus péné-
« trant, en le faisant arriver par un véhicule subtil à un plus grand nombre de
« parties et de tissus auxquels il ne parviendrait pas sans cette circonstance ? Cul-
« len avait déjà remarqué que les veaux sont mieux nourris et engraissent plus
« facilement, quand on coupe le lait dont on les alimente avec une partie égale
« d'eau, que quand on le leur donne pur. J'ai plusieurs fois éprouvé sur moi
« qu'une quantité donnée de vin, capable de produire un léger degré d'ivresse,
« amène plus promptement cet état quand je la prends avec autant d'eau que sans
« ce mélange..... Plusieurs personnes, bien capables de s'observer avec intelli-
« gence, m'ont assuré qu'elles étaient plus stimulées par une tasse de café, prise
« avec autant de lait, que par une tasse de café pur. »

L'on agite donc tous les jours cette question de savoir si les atténuations infinie s de médicaments peuvent véritablement posséder quelques vertus médicamen-teuses. On ne peut dissimuler que l'on rencontre à cet égard beaucoup de de-mandes, tant de la part des gens du monde que de celle des médecins, surtout parmi ceux qui sont habitués à administrer des médicaments à hautes doses, il sera difficile, je le sais, de leur donner confiance dans la méthode homœopathique, s'ils se refusent absolument de croire à l'efficacité des remèdes épuisés, selon eux, de toutes leurs vertus par de nombreuses dilutions, réduits à l'imperceptibilité, à l'impondérabilité. Nous croirions, disent-ils, aussi facilement, qu'un fil de soie tiendra plus solidement un vaisseau sur ses ancres qu'un cable de fer ? Mais on sera bien plus surpris, quand on saura encore que le frottement très-prolongé au-quel sont soumises les substances préparées selon les procédés de Hahnemann, dé-veloppe en elles des propriétés beaucoup plus actives que celles qu'elles ont à l'é-tat naturel ; quelques-unes même, telles que le *charbon de bois*, la *silice*, le *lyco-pode*, etc., regardés comme inertes, à l'état brut acquièrent par le frottement une vertu médicatrice des plus prononcées, et ne peuvent être administrées qu'aux doses les plus faibles, quand les symptômes qu'elles développent sur l'individu sain sont bien en rapport avec ceux qui existent chez le malade en traitement. Pour-quoi mettrait-on en doute ce fait tant de fois constaté par tous les médecins qui ont embrassé l'Homœopathie par conviction? Tout le monde sait que le plateau de cristal d'une machine électrique qui, à son état de nature, ne dégage point d'é-lectricité, en développe en peu d'instants une très-grande quantité quand il se trouve frotté entre des coussins, et donne lieu aux phénomènes les plus extraordi-naires. L'effet du frottement, dans les deux circonstances ci-dessus, n'a rien qui doive plus surprendre dans l'une que dans l'autre ; on peut sans doute en être étonné, mais l'expérience est là : il faut se rendre à l'évidence.

Examinons maintenant, et d'une manière très-générale, jusqu'à quel point ce que nous savons peut nous empêcher de croire à la puissance de doses bien plus petites que les nôtres , et nous autorise à rejeter , sans l'entendre , tout ce qu'on aurait à nous dire sur cette puissance.

Est-ce dans les faits que nous voyons tous les jours , ou est-ce dans les faits fondamentaux , dans les principes , dans l'esprit de la science médicale que, nous trouverons de quoi convaincre *a priori* ces doses d'impuissance ?

Loin d'être ainsi traitées par les faits qui remplissent nos annales , ces doses reconnaissent au contraire parmi eux d'innombrables antécédents , bien plus propres à nous disposer en faveur de la force dont Hahnemann les croit animées , qu'à nous prévenir contre elle.

L'expérience prouve , d'une manière palpable et irréfragable , que l'on doit trouver des traces matérielles de la présence des substances primitives jusque dans les dernières dilutions.

La chimie , avec ses preuves irrécusables , est là pour le démontrer ; ainsi , faites dissoudre du sel marin dans de l'eau distillée dans la proportion de 1 sur 1,000,000 , ajoutez-y une dissolution de 1|16 de nitrate d'argent : l'eau se troublera à l'instant même , et révélera la présence matérielle du sel. »

Une dissolution d'iode , dans la proportion de 1 sur 200, et 250,000$^{mes}$ , se colore à l'instant même en couleur violacée si vous ajoutez de l'amidon ; et lorsqu'elle se trouve dans la proportion de 1 sur 350,000$^{es}$, et 450,000$^{es}$, il suffit de quelques minutes pour que la couleur violette paraisse.

L'acide sulfurique à la propriété de faire blanchir une dissolution dans laquelle se trouve du muriate baryte , affaibli à 1|100,000. »

Le fer décèle la trace la plus légère de cuivre , même dans une dissolution qui ne contiendrait que 1|500,000 de cuivre ; en trempant dans cette dissolution un morceau de fer poli , il se couvre subitement d'une couche vaporeuse d'un rouge de cuivre. »

Il est facile de reconnaître une particule d'arsenic de sa dissolution même dans la proposition de 1 sur 200,000 ; il suffit pour cela de faire passer du gaz hydrosulfuré , au moment de son dégagement, à travers du liquide suspect , et l'eau qui , un instant auparavant , était claire et limpide comme un cristal , prendra une couleur citron pâle ; l'hydrogène sulfuré , an bout de vingt-quatre heures , révélera encore , par quelques indices , 1|400 de grain d'arsenic blanc dans la dilution poussée au 300,000$^e$ ou même au 400,000$^e$.

Soumettez au contact du nitrate d'argent une dissolution dans laquelle se trouvera la plus minime particule d'arsenic blanc ; quand la neutralisation de ce dernier se sera operée par le moyen de l'ammoniaque , il se précipitera un résidu ou sédiment jaune qui passera à la couleur brune , en séchant et recevant l'action du jour. On prétend même que ce procédé peut révéler jusqu'à 1|400,000$^e$ de grain d'arsenic ammoniacal , même dans une dilution poussée au 500,000$^e$ , se reconnaît par l'épreuve du nitrate d'argent ; au bout de quelques jours on aperçoit un sédiment légèrement jaune , qui s'épaissit , se formant en flocons d'un brun foncé.

Un 1|5,000 de grain d'acide arsenical , dans une dissolution d'eau au 500,000$^e$ , opère encore une réaction sensible au bout de vingt-quatre heures , lorsqu'on y mêle du sulfate de cuivre ammoniacal.

Un célèbre chimiste reconnaît , au moyen du galvanisme , 1|2,500 de grain d'arsenic dans une dissolution d'eau.

Si on trouve une telle énergie de réaction dans la nature inorganisée au point que des particules aussi infiniment petites , donnent des signes non équivoques d'une action violente et sensible , lorsqu'ils se trouvent en contact avec des principes *convenables* , pour lesquels ils sont doués d'une assez haute puissance d'attraction et d'affinité ; que ne doit-on pas attendre de la susceptibilité de l'organisme humain , si riche en facultés multiples et en sensations dont il est impossible de déterminer les degrés ?

Il n'y a point de cours de physique élémentaire qui n'ait commencé en nous prouvant l'extrême divisibilité de la matière formant déjà une foule d'agents imperceptibles , et qui n'est pourtant par elle-même que l'enveloppe d'autres agents

que nous avons de la peine à concevoir ; mais pour en comprendre les phénomènes, il faut observer la nature dans ses plus grandes et ses plus mystérieuses opérations et chercher à connaître la puissance qui agit fortement et profondément sur
l'organisme. Les forces les plus puissantes, les plus promptes, les plus incompré-
hensibles dans leurs effets, ne sont-elles pas celles qui sont le plus dégagées des
formes matérielles ? L'électricité, le galvanisme, le magnétisme, l'attraction, la
lumière, le calorique, ces moteurs si puissants du mouvement et de la vie de l'u-
nivers, se présentent tous à nous sous une forme pour ainsi dire immatérielle.
Tous les effets dont nous sommes les témoins ne sont-ils pas, ne doivent-ils pas
être le produit d'une loi constante et fondamentale ? L'extrême division des matières médicinales n'agit-elle pas en vertu de la même loi?

Il y a dans tous les corps une propriété, une force qui leur est inhérente ; cette
force latente, tant qu'elle est enveloppée dans les formes matérielles, ne com-
mence à manifester sa puissance qu'à mesure qu'elle est dégagée de son enveloppe.
Les propriétés inhérentes à une substance quelconque ne se montrent distinctes,
ne deviennent prééminentes et ne peuvent être appréciées, que lorsque cette
substance a été dégagée de ce qui lui est étranger.

Le calorique ne devient puissant que quand il s'échappe des corps dans lesquels
il réside latent.

L'or ne montre sa pesanteur et n'acquiert sa ductilité que quand il est pur.

C'est ainsi que l'homme a pu s'emparer de la vapeur et du gaz devenus aujour-
d'hui les deux plus puissants agents de notre industrie.

Quand nous voyons une force de destruction aussi puissante que l'est le miasme, le germe, le principe de la peste, agir sous une forme presque immatérielle,
pourquoi l'esprit se refuserait-il donc à croire à l'existence d'une force préservative et curative sous la même forme? Et quand un atôme impondérable, invisible,
insaisissable, suffit pour donner la mort, pourquoi l'homme croit-il qu'il faille une
once de matière pour conserver la vie?

L'induction seule pourrait donc conduire à penser que la division extrême de
la substance médicinale, en la rapprochant davantage de la forme sous laquelle
existe le principe de la vie, doit lui faire acquérir une force d'action d'autant plus
grande. Mais l'homme, dont l'intelligence se dégage si difficilement des formes
matérielles, veut apercevoir, veut peser ce principe conservateur, et il ne croit
à sa puissance qu'en raison de son volume; il n'est que trop vrai que les gens ne
s'attachent qu'à la matière, et ne croient à la vertu des médicaments qu'autant
que l'on peut les diviser en onces, gros et grains ; ils nient les effets des doses
homœopathiques : demandez-leur la cause de leur incrédulité, ils vous répondront : Les pharmaciens ne peuvent les peser (1). Pesez donc les rayons du soleil
qui brûle et torréfie la peau, le souffle du chagrin qui fait tomber les cheveux de
la tête, sillonne le front de rides; et cependant nierez-vous le soleil? Nierez-vous
le chagrin?

Si les médecins, jusqu'à ce jour, n'ont pas considéré tant de faits, s'ils n'ont
pas vu tout le parti qu'en les étudiant, en les généralisant, ils pourraient en tirer,
il est pourtant juste de dire qu'ils ne se sont pas tous laissé dominer par des doses
exorbitantes de nos formulaires; une ou deux onces, un ou deux gros, un ou deux
grains, auxquels semblaient devoir s'accommoder toutes les susceptibilités vitales.
Beaucoup de praticiens, en effet, ont employé, par exemple, des doses bien in-
férieures à celles qui sont communément avouées par la science ; plusieurs, après
avoir long-temps opposé quelques onces de quinquina aux fièvres intermittentes,
finissent par les couper tout aussi bien avec un ou deux gros. On donne le sulfate
de quinine jusqu'à vingt grains, et le plus souvent deux grains suffisent. Le
sublimé est quelquefois administré par quarantième ou cinquantième de grain contre des syphilis invétérées; ne fait-on pas vomir aussi bien avec quelques grains

_______

(1) Plus d'un médecin athée répond : Je croirai à l'âme quand je l'aurai disséquée sous mon scal-
pel ; un docteur psyco-anatomiste va, dit-on, à Paris, donner ce spectacle curieux ; il se propose
de recueillir le souffle vital des animaux et de nous le montrer nageant, semblable au gaz, par-
dessus du vif argent et de l'eau.

d'ipécacuanha, comme avec des doses très-fortes? N'a-t-on pas fractionné l'opium, la belladone, l'aconit, par vingtième et trentième de grain?

Arrêtons-nous : des faits incontestables dans la nature, dans l'art, dans les usages vulgaires, se présentent en foule autour du médecin éclairé, pour lui faire concevoir la puissance des plus faibles doses des médicaments et l'engager de la manière la plus instante à donner toute son attention à la doctrine qui les propose.

Est-ce donc au-dessus de tous ces faits, dans des faits plus élevés, plus dominants, dans ceux qui constituent les principes et font le génie de la science, que se trouvera tracée *à priori*, pour le médecin qui se respecte, la condamnation de ces doses? Mais qu'est donc la médecine jusqu'à ce jour? La médecine est la science de la vie. Eh, grand Dieu! savons-nous donc déjà assez bien ce que c'est que la vie, pour oser dire que les forces capables d'agir sur elle doivent être nécessairement lestées de tant de livres, de tant d'onces, de tant de grains de matière? La vie! eh! ne sont-ce pas, au contraire, les puissances impondérables; un chatouillement, un geste, un regard, un son de voix, une surprise, un rayon de calorique ou de lumière, un courant d'électricité qui la soumettent le plus énergiquement à leur empire? La vie! voyez donc combien peu de matière elle vous demande quelquefois, même dans sa fonction la plus étroitement, la plus servilement enchaînée à la matière, la nutrition. Cet homme succombe de lassitude et de faim, il faut absolument que le repos et une alimentation copieuse répare ses pertes énormes, recomposent ses organes desséchés et appauvris; eh bien! une seule bouchée de pain, un morceau de sucre, une cuillerée de bouillon ou de vin, un véritable atôme alimentaire, si on le compare aux besoins de la circonstance, va soulever instantanément, pour une marche de quelques heures encore, ces masses défaillantes, et gonfler d'un soufle de vigueur cette vaste machine délabrée et tombant en ruines.

La vie! nous ne la confions plus, il est vrai, à des leviers, à des câbles, des coins et des poulies; mais par combien de réminiscences barbares ces théories de Boerhaave n'influent-elles pas encore, habituellement et à notre insu, sur nos idées! Parce que nous voyons des organes tendus, déformés, appesantis, il nous semble impossible de soustraire la vie souffrante aux masses de matière qui l'accablent, sans de copieuses évacuations, ou sans lui donner, dans ses combats, des auxiliaires pondérables et massifs contre un ennemi si matériellement commensurable. Mais regardons de plus près; cherchons la vie telle que nous la concevons réellement; cherchons la source vitale de tous ces désordres dans cette pulpe élémentaire où elle réside. C'est là qu'est le mal : ce n'est pas une hache ou une massue, c'est la plus fine de vos aiguilles qui pourra l'y atteindre, cantonné qu'il est entre deux atômes. La matière de quelques grains de quinine, auprès du vaste appareil, auprès du formidable vêtement dont s'enveloppe la vie dans un accès de fièvre pernicieuse, est-elle autre chose que cette aiguille? Et sera-t-on si coupable, parce qu'on en aura aiguisé de bien plus fines encore?

Tous les médecins reconnaissent que les médicaments ne peuvent agir qu'en raison des susceptibilités vitales auxquelles ils ont à faire, quelles que soient les masses de matière qu'il est question d'ébranler, de remuer, de dissoudre; et cependant, tous conviennent que l'échelle des susceptibilités vitales est encore très-incertaine et à peine ébauchée; comment pouvons-nous déterminer les causes du plus ou moins de susceptibilité de certains individus pour quelques substances, si ce n'est en reconnaissant qu'il y a une affinité particulière, un rapport intime entre les effets de ces substances et l'irritabilité de l'organisme de ces personnes? On a cité une dame qui ne peut entrer dans un magasin de fer sans éprouver une émotion extraordinaire, et qui ressentirait des spasmes si elle persistait à y demeurer. Une autre dame, qui guérit un grand nombre de petites incommodités dont elle peut être affligée, telles que migraines, palpitations de cœur, syncopes, tremblement des paupières, etc., en prenant une cuillerée d'un grand verre d'eau sucrée, à laquelle elle ajoute une goutte de teinture de noix vomique, ou bien en sentant un verre d'eau où elle jette une seule goutte de teinture éthérée de valériane.

On a vu un homme chez qui l'odeur du vinaigre provoquait une transpiration abondante. Il est des personnes qui sont douées de la faculté de prévoir, plusieurs jours d'avance l'approche d'une tempête ; quelques autres ne sortent du plus profond évanouissement que par l'odeur d'une plume brûlée ; il est des personnes hystériques qui éprouvent des spasmes par le voisinage d'un chat, quoiqu'il ne frappe pas leur vue.

Quelle est donc la cause de l'affinité particulière de nos organes pour tel ou tel remède ? Nous n'en savons rien.

La chimie donne bien la preuve positive des faits, mais elle est impuissante à en expliquer la cause. Ainsi, à l'aide des opérations chimiques que nous avons indiquées, nous avons bien retrouvé la présence réelle et matérielle du médicament dans les dernières dilutions homœopathiques, et l'on explique bien, par la démonstration, l'affinité et la faculté d'attraction de l'acide sulfurique avec le baryte, la chaux, etc. ; mais la cause de cette affinité nous est inconnue. Il en est de même de la cause de l'action spécifique d'un médicament avec tel ou tel organe. Beaucoup de questions restent insolubles ; il nous est interdit de remonter aux causes ; cela est, parce que cela est : voyez l'aiguille aimantée se tourner vers le pôle ; elle y tourne, parce qu'elle y tourne. Eh bien ! il en est de même de la puissance homœopathique ; le génie d'Hahnemann a su la découvrir, comme Galilée a trouvé le mouvement de rotation de la terre ; comme Neweton, la loi de gravitation ; comme Wat a découvert la vapeur, etc. Ce sont là de grands et beaux titres à la reconnaissance de l'humanité. Seulement cette loi physique n'est pas d'une démonstration aussi facile, aussi générale que celle des combinaisons, parce que le réactif, c'est-à-dire l'organisme humain, est trop variable de sa nature pour donner des résultats constamment uniformes (1).

Reconnaissons que l'exiguité des doses homœopathiques, eu égard surtout à ce qu'elles ont à faire et au mode de préparation qui les élabore, n'a rien que de très-conforme à un très-grand nombre de faits enregistrés par les médecins de tous les temps, et aux principes les plus sages de la science. Ce n'est pas avec de l'astrologie, ce n'est pas même avec de la chimie, de la mécanique ou de l'algèbre, que Hahnemann vient agrandir la science : c'est avec de la bonne et véritable médecine, pas davantage ; c'est avec les instruments dont nous nous servions et d'où il a su tirer des trésors.

La vertu d'un remède spécifique est d'agir par affinité et par assimilation ; une absorption douce et facile favorise le travail de la nature. Une dose forte, au contraire, agit par perturbation ; elle attaque, elle trouble la nature ; quand elle guérit, c'est à la manière des orages qui ramènent le beau temps, il est vrai, mais après avoir fait des ravages ; et peut-on d'avance mesurer les dommages que causera l'orage qu'on a soi-même suscité ?

Plusieurs raisons se réunissent pour produire ces phénomènes de la puissance du remède donné selon les préceptes de l'Homœopathie :

1º La simplicité de la substance ;

2º Le dégagement de la force curative de son enveloppe matérielle ;

3º L'isolement de la substance de tout ce qui pourrait affaiblir ou neutraliser sen action ;

4º L'affinité qui doit exister entre la maladie et le remède, et la puissance d'ab.

(1) En vain objecterait-on encore qu'on n'en comprend pas l'efficacité. Comprenons-nous davantage les causes premières des maladies qui nous affligent ! Dieu a voulu que tout cela et une infinité d'autres choses nous fussent cachées : il nous ordonne d'honorer les médecins, parce que nous en avons besoin, et de nous souvenir que tout moyen de guérison vient de lui. (Honora medicum propter necessitatem, et enim illum creavit altissimum ; a Deo est enim omnis medela.) Eccles., 38, 1 et 2. Il veut que nous reconnaissions ses bienfaits, que nous lui en rendions nos actions de grâces, mais il ne nous charge pas de les expliquer ni de les comprendre. Bénissons-le donc de la vertu incompréhensible qu'il a donné à cette médecine si préférable à toute autre, et exerçons notre influence sur ceux qui ont confiance en nous, afin de les déterminer à en user comme ils usent des bienfaits de la vaccine pour eux, pour leurs enfants et pour ceux qui sont sous leur dépendance.

sorption et d'assimilation de l'organisme malade pour le remède qui lui est propre ;

5° L'irritabilité de l'état maladif, qui produit un plus haut degré de susceptibilité, une plus grande force de réceptivité, et augmente l'action du remède en raison de son volume.

Les homœopathistes, à la plupart desquels on ne peut refuser une profonde connaissance des effets les plus variés de chaque substance médicamenteuse, mettent une grande prudence, une sobriété extrême, des précautions infinies dans leurs prescriptions. Ils peuvent toujours prévoir et suivre l'effet de chaque remède, ne l'ordonnant que dans la subdivision la-plus infinie ; s'abstenant de tout mélange, ils peuvent au moins se rendre compte des symptômes qu'il développe. Ils n'administrent jamais une seconde dose tant qu'ils peuvent croire que dure l'action de la première : et l'expérience a prouvé que la durée d'action des médicaments homœopathiques varie depuis une heure jusqu'à quarante, et même cinquante jours. L'action plus ou moins durable de ces doses exigues ne peut être contestée.

On est sûr, au moins, de pouvoir toujours, pendant le cours d'un traitement homœopathique, distinguer les symptômes propres de la maladie d'avec ceux qui proviennent du remède employé. Tandis que dans l'ancienne médecine on confond les symptômes des médicaments avec ceux de la maladie, et ne pouvant se rendre compte de cette aggravation on ordonne de nouvelles prescriptions encore plus funestes ! Cette fureur de médicaments est poussée à un tel point qu'il est des médecins qui, sans tenir compte, par exemple, de l'extrême irritabilité, sensibilité et autres particularités de l'organisme des enfants, ni de l'épuisement des vieillards, les accablent les uns et les autres de remèdes violents, qui ont bientôt étouffé le germe vital : chez les premiers, ils développent des germes de maladies graves qui, sans leurs imprudents secours, se fussent dissipés d'eux-mêmes ; chez les seconds, ils parviennent à rappeler des signes de vitalité plus sensibles, mais ils ne font que les tirer d'une douce léthargie pour leur faire sentir encore pendant quelque temps les aiguillons de la douleur, accélérer le moment fatal et leur rendre la mort plus cruelle. Je compare ces malheureux à ces lampes mourantes qui s'éteignent plus promptement si l'on cherche à en tirer une lumière plus vive pendant quelques instants.

Les plus légers symptômes de malaise et d'inquiétude qui arrachent des cris à l'enfant, et qui ne tiennent le plus souvent qu'aux dérangements qui trouvent leurs causes dans les particularités de leur organisme, sont pour certains médecins des symptômes de maladies les plus graves ; ils y voient des inflammations, des gastrites, des entérites, des fièvres cérébrales contre lesquelles ils déploient toutes les armes de leur arsenal thérapeutique : sangsues, synapismes, vésicatoires, cautères, sétons, potions, narcotiques, stupéfians, etc. Quelles maladies médicinales ne doit pas occasionner l'inopportunité de ces prescriptions ? On ne redoute ni ces infractions barbares, si contraires aux voies indiquées par la nature, ni les suites de ces violents moyens, mais on s'effraie de l'effet de quelques fractions de calomélas ou autre médicament si efficace dans les maladies des enfants.

Voilà presque toujours les résultats d'un traitement où les médicaments sont administrés à trop haute dose. Renonçons donc à tous ces remèdes composés, à ces violentés prescriptions. Je sais bien que la méthode homœopathique, ou toute autre qui s'en rapprochera par sa simplicité et son unité, fera jeter les hauts cris aux pharmaciens qui voient avec inquiétude, dans ce progrès de la science, une atteinte portée à leur industrie. Comment veut-on qu'ils goûtent une doctrine qui les menace tôt ou tard de la ruine de leur profession ? J'aime trop la vérité pour la dissimuler ici. Oui, l'adoption générale de l'Homœopathie anéantira la pharmacie ; les pharmaciens redeviendront ce qu'ils étaient autrefois, des droguistes ; mais sont-ce là des raisons de rejeter la nouvelle doctrine, si elle est en effet préférable à toute autre ? Est-ce que les hommes existent pour le profit des pharmaciens, ou *vice versa* ?

En considérant les ressources si variées et si inépuisables qu'elle nous offre, nous n'hésiterons pas à déclarer que l'Homœopathie est cette médecine vainement cherchée jusqu'à nos jours, pressentie déjà, il est vrai, par quelques beaux génies, mais qu'il était réservé au grand Hahnemann de révéler avec toute sa clarté et sa certitude pour le bonheur et le salut de l'humanité souffrante. Ce beau jour est venu enfin, où les médecins, sortant de la fausse route où ils persévéraient depuis tant de siècles, vont marcher avec confiance au secours des malheureuses victimes vouées naguère à une mort prématurée et certaine ! Honneur à l'homme de génie qui vient de fixer les destinées médicales, et de convertir en une pratique sûre et consolante les tâtonnements, ou bien l'imperturbable routine de nos systèmes médicaux ! Qu'il s'étende et grandisse sur toute la terre cet édifice conservateur dont Hahnemann a jeté les premiers fondements ! Mais il appartient principalement aux élèves et aux jeunes médecins de pénétrer dans les voies nouvelles, d'apprécier les bienfaits de la médecine réformée, et de cueillir les lauriers de la gloire dans cet immense champ de l'avenir. Aussi les voit-on déjà presque partout en France, vers cette époque vraiment organique pour les sciences, se dégager doucement des opinions imposées par l'ancienne médecine, et méditer en silence sur la solide théorie des maladies chroniques, aussi bien que sur la simplicité logique d'une médication *directe*, inoffensive quand elle ne guérit pas, et rapide dans son action curatrice quand elle frappe l'organe malade. Que les nombreux disciples d'Hahnemann travaillent tous avec zèle, en suivant religieusement le plan tracé par leur savant maître, et l'on ne pourra plus dire que la médecine est un art essentiellement conjectural, car elle sera devenue dans la plupart des cas une certitude !

Toutes les sciences marchent et tendent à se perfectionner ; au moins il en est ainsi pour celles qui sont positives. En effet, l'ensemble des sciences médicales a fait aussi de grands progrès ; l'anatomie, la physiologie et la chirurgie sont arrivés à un haut degré de perfection ; on doit en dire autant de la physique, de la chimie, de la minéralogie, etc. Pourquoi la thérapeutique médicale (traitement des maladies internes) est-elle restée tant en arrière ? Les médecins de nos jours reconnaissent sans contredit, bien mieux que ceux d'autrefois, le siège et la nature d'une maladie ; à force d'avoir examiné des cadavres, ils peuvent le plus souvent annoncer avec une très-grande exactitude les désordres que l'on rencontrera après la mort ; et cette science qui constitue l'anatomie pathologique, offre bien une espèce de consolation à l'amour-propre du médecin qui, ayant perdu son malade, peut prédire les altérations morbides que l'on trouvera dans tel ou tel organe ; mais les pénibles travaux qu'elle a exigés ne mènent absolument à rien pour la guérison de la plupart des maladies. En effet, que nos célébrités médicales se trouvent vis-à-vis de l'une de ces affections organiques qui, telle que la phtisie pulmonaire, doivent presque toujours leur cause à une tache originelle ou acquise, quelques prescriptions banales s'échapperont sans doute de leur bouche ; telles que sangsues, vésicatoires, cautères, gomme arabique, tisanes dites pectorales, sirops béchiques, looks, potions calmantes, lait d'anesse, séjour dans le voisinage d'une étable à la campagne, respiration du chlore, etc. ; mais la conscience leur criera bien haut : « Vous savez que de tels moyens ne peuvent rien pour sauver ce malade !!! »

Supposons maintenant une affection qui ne compromette pas immédiatement l'existence et qui laisse au penseur le temps de méditer et d'essayer à loisir : mettons, dis-je, nos grands médecins aux prises avec la plupart des aliénations mentales ; que feront-ils de rationnel pour rétablir le trouble des fonctions cérébrales ? Rien, absolument rien. Ils tourmenteront le pauvre patient sans aucune espèce d'avantage et avec la certitude d'échouer. C'est de cette triste conviction, malheureusement la même chez tous ceux qui traitent les aliénés, que naît l'abandon déplorable dans lequel on laisse végéter tant de malheureux sequestrés de leur famille, et dont l'Homœopathie rendrait à la société le plus grand nombre.

D'où vient donc cet état permanent d'enfance dans lequel reste la médecine ? Dans tous les pays, dans tous les temps, jusqu'à nos jours, les hommes du plus grand mérite n'ont-ils pas employé tout leur zèle à faire avancer l'art de guérir? Comment se fait-il qu'il soit à peu près toujours au même point pour ce qui concerne les maladies internes? Rien de plus simple que d'expliquer cette triste vérité : je dois le répéter, la base des divers systèmes ayant toujours été mal assise, ils ne pouvaient élever qu'un édifice chancelant et peu durable ; cette construction vicieuse ne tardait point à s'écrouler, et comme si la cause de la ruine n'avait point été facile à deviner, un nouvel édifice, fruit de bien des veilles, ne tardait pas à être reconstruit sur cette même malheureuse base, qui devait nécessairement amener une autre chute. C'est ce qui s'est continué depuis l'origine de la médecine jusqu'à la découverte de la loi homœopathique par Hahnemann.

La médecine, encroutée de ses formidables erreurs, a été jusqu'à ce jour aussi nuisible qu'utile à l'humanité ; des observations nombreuses ont prouvé que la mortalité n'est pas plus grande dans les pays où il n'y a pas de médecins que dans ceux où ils affluent, et c'est avec raison que bien des personnes sensées la redoutent plus que la maladie. En effet, si certains malades en tirent un véritable avantage, combien n'y en a-t-il pas qui auraient guéri sans son secours et qui en sont devenus les victimes! (1).

Voyez ces spectres chancelants, sensés guéris par les médecins qui se croient *physiologistes*, chez eux, le principe vital est regardé comme poison ; en proie à l'une de ces affections appelées inflammatoires, ils n'ont pas frémi de voir couler le sang à flots, et leur confiance en un système exténuant, que le plus simple bon sens réprouve, est tellement enracinée, qu'au premier malaise, leur pensée se porte de suite vers la lancette ou les sangsues (2). Quel aveuglement! Parce que le sang, ce fluide précieux, circule trop rapidement et cause divers désordres, on s'en prend à sa quantité, quand bien souvent déjà elle est insuffisante. Une *hydropisie* quelconque mettra fin à leur déplorable existence ; et ce résultat fatal, que j'ai prédit et vu se réaliser chez beaucoup de personnes habituées à se faire saigner fréquemment, sera inévitablement le même tôt ou tard pour toutes celles qui, à la moindre indisposition, recourent imprudemment aux émissions sanguines que leur conseille la routine de leur médecin. Au lieu de rendre la quantité du sang responsable de tout le mal qu'on veut combattre, il leur suffirait d'attaquer la cause qui en trouble la circulation, et l'équilibre serait aussitôt rétabli ; c'est ce que l'Homœopathie donne le moyen de faire avec la plus grande facilité,

D'autres médecins prennent aussi l'effet pour la cause, regardent des évacuations énormes, n'importe par quelle voie, comme salutaires, et secondent par des vomitifs, des purgatifs, des diurétiques, des sudorifiques, etc., qu'ils donnent à fortes doses, cet effort grossier d'une nature aveugle, luttant péniblement pour se soustraire à une cause de destruction dont ces évacuations ne sont, au contraire que le produit. Le plus souvent, une seule dose, presque imperceptible, d'un remède bien homœopathique ferait tout rentrer dans l'ordre en quelques heures ou en quelques jours, sans exposer le malade au moindre danger.

D'autres ne voient de salut pour leurs malades que dans les dérivatifs : au moyen de sétons, de vésicatoires, de cautères, ils couvrent ces malheureux de plaies dégoutantes et fétides qu'ils devront souvent garder le reste de leur vie, et ils se figurent ainsi les guérir, tandis qu'ils ne font de fait que remplacer chez eux une maladie par une autre. Souvent encore ces moyens cruels, jugés insuffisants, sont

(1) Avant la découverte de l'Homœopathie, quand un homme se disait médecin, on le croyait sur parole, quoique nul autre mensonge ne puisse avoir des suites aussi funestes ; mais personne n'y faisait attention, tant l'espérance a de charmes. Des hommes s'instruisaient aux risques et périls de ceux qui réclamaient leurs soins ; leur expérience coûtait la vie à ces infortunés. Bien plus, les reproches ne tombaient pas sur eux ; on accusait l'intempérance du malade, et les morts avaient toujours tort.

(2) Une méthode médicale se prouve par ses succès ; et si vous ouvrez, depuis 1816, les tables nécrologiques, vous verrez que la mortalité a augmenté de jour en jour, et hors de toute proportion, avec l'accroissement extraordinaire de la population.

secondés par les brûlures terribles du moxa, ou les scarifications et les ventouses que l'on promène impitoyablement sur diverses parties du corps.

Beaucoup d'autres, enfin, combattent les maladies par des remèdes qu'ils annoncent comme devant produire des effets en sens inverse de ceux du mal ; sous l'influence de cette médication, une amélioration légère se manifeste assez promptement, mais l'effet secondaire du remède, tout-à-fait différent de ce qu'avait été l'effet primitif, amène constamment une aggravation notable dans la maladie. Cependant, le pauvre malade qui a obtenu un moment de soulagement, réclame le même remède de son médecin ; et celui-ci, qui ne sait que faire, parce qu'il n'a pas étudié la médecine homœopathique, consent à donner de nouveau ce médicament nuisible à son client, quoiqu'il en connaisse parfaitement les suites funestes. Le mieux momentané est attribué au médecin ; et l'aggravation du mal, qui est aussi son ouvrage, lui est bien rarement imputée.

Je ne m'étendrai pas plus longuement pour démontrer que l'Homœopathie s'élève au-dessus de la médecine ordinaire, autant que le cèdre du Liban au-dessus des plantes rampantes. L'essor qu'elle prend dans tous les pays, en dépit de la fureur envieuse de ses implacables ennemis, suffirait seul pour donner une idée de sa haute portée. Si l'on réfléchit aux difficultés sans nombre qui doivent arrêter les homœopathes, et aux armes si faciles à manier que leurs adversaires emploient avec acharnement contre eux, on est surpris de la vive impression qu'ils ont déjà produite sur l'opinion publique. Comment leur science difficile, si peu propre a séduire au premier abord, puisqu'elle heurte de front toutes les croyances médicales, et les idées même des personnes étrangères à l'art de guérir, peut-elle ainsi se répandre et faire de nombreux prosélites, si ce n'est par la force irrésistible des faits, par les cures merveilleuses qu'elle opère chaque jour sur des malades regardés comme incurables par les médecins les plus habiles ? Quand une affection chronique, jugée au-dessus des ressources de l'art, est guérie en quelques mois par un disciple d'Hahnemann, cette cure fait déjà une grande sensation, et les louanges de l'Homœopathie retentissent à bien des oreilles. Mais s'il se présente un cas aigu des plus graves, qui ait déjà entraîné la condamnation du malade, et que, en peu de jours, ce qui arrive souvent, ou bien même en quelques heures, le moribond soit mis hors de danger par les secours de l'Homœopathie, c'est alors que l'admiration des assistants n'a plus de bornes ; et fait entendre au loin les accents si convaincants de la reconnaissance.

Il n'est pas une seule affection aiguë dont la médecine ordinaire triomphe avec beaucoup de peine et en réduisant le malade au dernier degré d'affaiblissement, que l'Homœopathie ne guérisse en peu de temps, avec des atômes de médicaments, sans avoir recours aux saignées, à la diète, aux tisanes plus ou moins désagréables, aux vomitifs, aux purgatifs, aux bains, aux douches, aux fumigations, aux lavements, aux cataplasmes, aux fomentations et embrocations, etc., etc., non plus qu'aux sinapismes, ventouses, vésicatoires, cautères, sétons, moxas et autres appareils de supplice indispensables au médecin ordinaire.

Outre que le traitement homœopathique évite aux malades les ennuis, les dégoûts, les sujétions et les souffrances inséparables des moyens thérapeutiques ci-dessus énumérés, comme il proscrit les émissions sanguines et la diète, il n'épuise pas les forces vitales, et ne traîne jamais à sa suite ces convalescences interminables qui laissent dans une perplexité continuelle. On ne sait trop si la santé reparaîtra définitivement, ou si la maladie reprendra le dessus. Le réchappé n'ose ni manger ni prendre l'air dans l'appréhension d'une rechute. Aussitôt que les symptômes morbides ont cédé aux remèdes homœopathiques, le malade guéri peut manger à sa faim, et comme il n'a pas perdu de ses forces par des doses énormes de remèdes, il reprend de suite ses occupations habituelles sans crainte de récidive et sans convalescence.

Pour continuer le parallèle des deux méthodes et démontrer la supériorité marquée de l'Homœopathie, suivons-les dans le traitement d'un certain nombre de maladies aiguës. La fièvre inflammatoire, dont la durée moyenne est d'une à deux semaines, qui exige une diète sévère, des boissons rafraîchissantes, et d'abondantes saignées, cède en peu d'heures à quelques prises homœopathiques. La fluxion de poitrine ou pneumonie, traitée aussi par les moyens dits antiphlogistiques, dure ordinairement de sept en vingt jours, et souvent encore, quand elle ne cause pas la mort, elle passe à l'état chronique. Les homœopathes en triomphent, avec certitude, en quatre, cinq ou six jours, et les malades, traités par eux, n'ont point de convalescence et ne doivent redouter aucune rechûte. Toutes les maladies aiguës enfin, leur traitement devient le triomphe de l'Homœopathie, qui fait rapidement avorter leurs symptômes, coupe leurs périodes, sans débilitation, et ne se borne pas niaisement à accompagner le malade, quelque part que le mène la nature, dont les efforts sont aveugles et très-souvent impuissants.

La nouvelle médecine a des remèdes assurés et d'une action très-prompte contre *la coqueluche, les angines graves des enfants, le croup, les convulsions, les fièvres cérébrales, les épanchements au cerveau, etc.* Quelle sécurité pour vous, tendres mères de famille, qui avez déjà vu périr plusieurs de vos enfants chéris au milieu des angoisses de la maladie auxquelles venaient s'ajouter les souffrances des remèdes cruels employés vainemement pour les combattre! Vous conserverez au moins ceux qui vous restent; car, si vous ne la repoussez pas, l'Homœopathie vous en répond! Et comment hésiteriez-vous à y recourir? N'est-il pas plus sage d'essayer d'un traitement dont on ne connaît point encore les bons effets, que de revenir sans cesse à celui dont on a trop de fois subi les conséquences funestes? Et si je ne parle pas du traitement vulgaire et déplorable des maladies graves qui attaquent les femmes en couches; des fièvres éruptives, c'est que ce traitement, qui a fait couler tant de larmes, est connu de tout le monde, puisqu'il roule toujours sur les mêmes moyens.

Indépendamment des précieux moyens indiqués plus haut, dont Hahnemann a gratifié l'humanité, il a encore trouvé un remède spécifique contre les suites si à craindre des chûtes sur la tête, des commotions, des contusions, des blessures, des opérations chirurgicales, etc. ; il fait connaître une substance qui arrête les vomissements des navigateurs, plusieurs autres qui calment toutes les maladies des femmes enceintes, et leur évite la nécessité de se faire saigner, etc.

Avec la nouvelle médecine, on vient à bout de guérir les divers degrés du *scrophule* et même du *rachitisme*, des *caries*, des *osteo-sarcômes*, des *exostoses* et autres affections analogues, désespoir éternel de l'ancienne école.

Les dartres *furfuracées, sèches, humides, pustuleuses, rongeantes*, sont emportées avec lenteur, mais sans les répercuter, procédé meurtrier, et pourtant si commun, qui est la cause des maladies organiques.

On guérit les *glandes endurcies, les squirrhes du sein, de l'utérus*, non trop invétérés, ainsi qu'une foule d'autres affections psoriques, pourvu cependant qu'elles n'aient pas été troublées long-temps et violemment torturées par les hautes doses des allopathes.

Les maladies chroniques dépendent fort souvent des traitements mal conduits, de répercussions imprudentes, au moyen desquelles un virus quelconque, quittant la peau, ne manque point de se fixer sur un organe important à la vie. Entre les mains de la plupart des médecins, leur traitement est bien rarement suivi du succès. En effet, ils se bornent presque tous aux remèdes palliatifs et aux calmants, qui ne peuvent amener la guérison. Ces affections rebelles résultent toujours d'un vice héréditaire ou acquis, ou bien, comme je l'ai déjà dit, de la répercussion d'un virus avec les effets délétères, des remèdes mal appliqués, ou donnés à des doses énormes; et elles résistent indéfiniment aux traitements qui n'attaquent pas directement la cause du mal. Un petit nombre d'exemples prouvera suffisamment ce que j'avance :

Que peut en général la médecine ordinaire contre l'épilepsie ancienne? A peu près rien. Elle a épuisé, dans ses essais infructueux contre cette affection, la liste des poisons les plus violents qu'elle a souvent donnés avec peu de mesure ; un grand nombre de malheureux ont succombé en peu d'heures sous des doses effrayantes d'acide prussique, et c'est tout au plus si ces remèdes sont parvenus à éloigner les accès. Mais quelles sont les cures radicales obtenues? Quel traitement oppose-t-elle à l'apoplexie? Les émissions sanguines: mais dans la plupart des cas, ce pernicieux moyen ôte toute chance de guérison au malade; et si, dans quelques circonstances, il semble procurer momentanément du mieux, une seconde, une troisième attaque, et la mort ne sont pas loin. Que peut-elle pour détruire la paralysie sur laquelle l'électricité même échoue si souvent?

Prenons les maladies nerveuses: il y a trop long-temps qu'elles font le désespoir des gens de l'art, pour que ceux qui sont vraiment amis de l'humanité ne se réjouissent pas sincèrement d'apprendre qu'on a trouvé tout ce qu'il faut pour les faire disparaître. Avant l'Homœopathie, qu'il était triste le rôle du médecin appelé pour une maladie de ce genre! Après avoir essayé, pour la forme, quelques remèdes qu'il regardait comme insignifiants, il en était réduit à dire: C'est nerveux! ce qui, traduit littéralement, signifie: *Je ne sais que faire!*

Il en était de même pour la goutte, ce mal si terrible et si commun; les symptômes morbides résistaient-ils aux remèdes toujours incapables de les détruire? Le médecin, pour consoler le pauvre patient, se bornait à lui dire: Que voulez-vous; il faut de la patience! *C'est goutteux! il faut vivre avec son ennemi!*

Hahnemann nous indique encore les moyens de triompher avec certitude de toutes ces maladies chroniques, et cette admirable découverte, due à son génie, rendra son nom immortel, en lui valant le beau titre d'Hyppocrate du Nord!

Après avoir fait connaître tout ce que vaut l'Homœopathie, passons en revue et réfutons les principales objections que font contre elle ceux qui, ayant la manie de parler sans voir, se permettent de la juger sans la connaître, et ceux qui, redoutant l'ascendant infaillible que ses succès lui assurent dans l'opinion, font ce qu'ils peuvent pour éloigner le moment où tout autre traitement que celui qui nous occupe sera repoussé par le malade.

L'amour-propre froissé suscite bien des ennemis à la médecine de Hahnemann, et cette vérité s'exprime trop clairement pour que je ne m'arrête pas à la démontrer; mais ce qui mettra sans contredit le plus d'obstacles à son admission par tous les médecins, c'est la paresse. Quand on s'est créé une routine facile et commode, tirée de ses connaissances acquises; quand on jouit de quelque réputation, et que l'on se trouve satisfait du produit d'une bonne clientelle, il faut un véritable courage et beaucoup de dévoûment pour faire des études toutes nouvelles et renoncer à ses anciennes croyances; car cette Homœopathie est longue à bien apprendre et soigneuse dans ses observations.

La conséquence de ces faits se déduit d'elle-même. Quand l'opinion publique, entraînée par de nombreux succès, se sera enfin manifestée, alors tous les médecins se verront forcés d'étudier l'Homœopathie, heureux ceux qui d'eux-mêmes se seront mis à l'œuvre les premiers.

« Je voudrais bien croire à l'Homœopathie, disait un jour un médecin de l'ancienne école à un médecin homœopathe qui causait amicalement avec lui sur cette science, « parce que s'il en était ainsi je l'étudierais avec ardeur. — Le moyen « d'y croire, lui répondit-il, c'est d'en faire quelques applications. — Mais je « craindrais de comprometttre la vie de mon malade en me servant d'une méthode à laquelle je ne crois pas. — En procédant comme je vais vous l'indiquer, « vous n'avez rien à redouter: Commencez sur une maladie bien caractérisée, « qui vous laisse quelques heures disponibles pour faire votre essai sans inconvé- « nient; si, dans ce court espace de temps, l'Homœopathie ne procure pas un « mieux évident, vous pourrez de suite recourir à vos moyens habituels. Faites « mieux: choisissez des cas où la médecine ne prescrit ordinairement rien, les « vomissements des femmes enceintes, par exemple; vous les verrez bientôt « disparaître sous l'influence du remède convenable, et l'heureuse femme qui « aura servi à votre expérience se trouvera ainsi débarrassée d'une incommodité « souvent bien fatigante qu'elle était destinée peut-être à garder pendant plu- « sieurs mois; ou bien, quand vous rencontrerez un corysa ou rhume de cerveau

« bien intense, administrez la poudre homœopathique à cette affection, l'exis-
« tence du moucheur n'en sera pas compromise, et il vous certifiera qu'il s'est
« trouvé parfaitement guéri en quelques heures. — Soit; mais vous me parlez là
« de maladies bien légères; je désirerais que vous m'appelassiez comme specta-
« teur, lorsque, parmi vos clients, vous auriez à traiter un cas aigu bien grave,
« je serais curieux de voir comment, avec vos prises, vous vous en tireriez. —
« Rien de plus facile pour moi que de vous satisfaire; seulement, je ne suivrai
« pas tout-à-fait la marche que vous me tracez ponr vous convaincre : au lieu de
« traiter devant vous un de mes malades que vous pourriez supposer avoir été
« choisi par moi, parce que je l'aurais jugé plus facile à guérir que tout autre,
« je m'en remettrai à vous-même pour le choix du sujet. Quand vous aurez trouvé
« dans votre clientelle une maladie aiguë suffisamment grave pour vous inquiéter
« sur sa terminaison probable, veuillez donc m'en avertir, et j'aurai le plaisir,
« tout en guérissant votre malade, de vous convertir à la seule vraie méde-
« cine..... »

L'offre de l'homœopathe fut acceptée avec une sorte de reconnaissance; mais
six mois se sont écoulés depuis cet entretien, et il est encore à attendre l'aver-
tissement de ce confrère.

Par suite d'un esprit de vertige qui semble poursuivre un grand nombre de
malades, l'Homœopathie rencontre, pour se faire jour, des difficultés vraiment
étranges : les uns, atteints de maux chroniques qui ont résisté à tous les remèdes
connus, aux médecins et aux eaux de tous les pays, ne veulent lui reconnaître
de mérite qu'à condition qu'ils se trouveront presque immédiatement rétablis par
elle ; ils semblent n'avoir de patience que pour des essais infructueux. Cependant, si les homœopathes peuvent, sans contredit, beaucoup plus que les autres
médecins pour guérir les malades, ils ne s'annoncent pas comme faisant des mira-
cles ! Quand donc ils sont consultés après tant de traitements nuisibles dont les
effets compliquent l'affection primitive, il faut nécessairement un peu de patience
pour que la guérison puisse s'opérer.

Au contraire, une affection grave est-elle enlevée d'un seul coup, par un remède parfaitement homœopathique, comme cela arrive assez fréquemment, loin
que cette cure profite à la nouvelle doctrine, elle tourne justement contre elle.
Le malade, habitué à des traitements interminables sur lui, sur ses amis, sur sa
famille, dit, à qui veut l'entendre, *que sans doute* son mal avait à finir, qu'il est
impossible que si peu de chose ait pu produire tant d'effet en *si peu de temps*. D'a-
près un raisonnement de cette force, si une prise homœopathique pouvait prendre le volume d'un éléphant, on se garderait bien de mettre en doute son efficacité.

Certains médecins, qui n'ont pas le droit d'ignorer ce que je viens de citer,
ne manquent pas de dire, quand ils en trouvent l'occasion :

« Quels charlatans que ces homœopathes ! ils prétendent, à la dose ridicule
« d'un millionième de grain, produire des effets positifs avec les mêmes substances
« que nous administrons souvent, sans grands résultats, à celle de douze, trente-
« six, soixante-douze grains et même plus, la rhubarbe, par exemple ! Quelle
« crédulité ne faut-il pas pour ajouter foi à de pareilles absurdités !..... »

Indépendamment de la vile épithète de charlatan que des médecins, indignes
du nom qu'ils portent, ne rougissent pas de prodiguer à des confrères, médecins
comme eux, mais qui, plus amis de l'étude, de la science et de l'humanité, ne
s'en tiennent pas au peu qu'ils ont appris pour obtenir le bonnet doctoral, beaucoup d'entre eux emploient des arguments bien différents, suivant les circonstances et le degré d'intelligence des personnes auxquelles ils ont affaire, afin
d'éloigner, le plus long-temps possible, d'une science dont la supériorité les
écrase.

Le plus souvent ils la représentent comme une véritable absurdité, comme le
rêve fantastique d'une imagination germanique en délire ! Suivant eux, les remèdes homœopathiques, donnés à des doses ridiculement exigues, ne peuvent
avoir aucun effet, et les jongleurs qui s'en servent ne comptent que sur l'im-

pression qu'ils espèrent produire sur des personnes nerveuses et d'un moral faible.

Les mêmes individus qui tiennent un jour ce langage, se trouvent-ils le lendemain dans un cercle où une personne digne de foi aux yeux de tout le monde, et dont ils n'osent pas, pour cette raison, récuser le témoignage, raconte avec enthousiasme une *cure homœopathique*, merveilleuse par la rapidité du succès et à cause de la gravité du cas, aussitôt ils ont recours à une phrase toute prête pour une occasion de ce genre, et visent à inspirer la terreur, ce à quoi ils réussissent trop souvent chez des personnes naturellement crédules ! On ne peut nier, disent-ils alors, que certaines affections, difficiles à guérir, aient quelquefois cédé bien promptement aux remèdes des homœopathes ; mais comme ils n'emploient que les poisons les plus violents et que, malheureusement, nous sommes tous sujets à nous tromper, il est bien plus prudent, quitte à guérir un peu plus tard, de se servir des remèdes ordinaires ; car, si l'on venait à mal appliquer le médicament homœopathique capable de guérir une affection grave en quelques heures, une telle erreur entraînerait inévitablement en peu d'instants la mort du malade.

Souvent encore ils répandent le bruit que les personnes guéries par l'Homœothie succombent infailliblement à une mort violente peu de mois après leur prétendue guérison.

S'agit-il d'une affection aiguë pour laquelle, en conscience, ils ne savent plus que faire, et certes ils se trouvent bien souvent dans ce cas-là, ils ne manquent pas d'appeler en consultation plusieurs confrères de leur bord pour mettre leur réputation à couvert ; puis, si les parents du malade, désespérés par le mal qui va toujours croissant, et ébranlés dans leur confiance, ont une velléité de recourir à l'Homœopathie, et font la faute la plus grave de leur demander ce qu'ils en pensent, ils les détournent immédiatement, en affirmant que cette médecine, si toutefois elle est bonne à quelque chose, est si lente dans sa marche, que tout au plus on doit l'essayer dans certaines maladies chroniques qui laissent au moins le temps de revenir aux remèdes ordinaires. Ainsi donc, ils font tout ce qu'ils peuvent pour garder le malade, avec la certitude qu'il périra entre leurs mains, dans la crainte qu'il devienne une nouvelle occasion de succès pour les homœopathes.

Est-ce, au contraire une de ces affections chroniques dont ils savent fort bien qu'ils ne guérissent pas une seule, qu'on voudrait soumettre à la nouvelle médecine, selon eux, aussitôt, l'Homœopathie ne réussit plus que dans les maladies aiguës, ou bien ils la ridiculisent, en disant qu'elle n'agit absolument que par le régime et l'imagination ; ce qui est bien prouvé, ajoutent-ils, par des expériences très-concluantes faites à l'Hôtel-Dieu de Paris sur des malades qui, après avoir pris des boulettes de mie de pain, éprouvèrent justement les mêmes effets qu'avec les prises des homœopathes ; puis ils se répandent en insolentes invectives contre les disciples d'Hahnemann, auxquels ils ne peuvent pardonner de réussir partout où, avec leurs moyens ordinaires, ils ne manquent jamais d'échouer. Vraiment, on aurait peine à comprendre l'arrogance toute méchante de ces médicastres paresseux et routiniers, si elle ne trahissait clairement son origine : *Invidia medicorum pessima.*

Les médecins qui se respectent et qui désirent sincèrement les progrès de la science, se gardent bien de tenir un semblable langage sur l'Homœopathie ; le peu qu'ils ont entrevu de cette nouvelle doctrine leur donne le désir d'en savoir davantage ; et si leurs nombreuses occupations ne leur permettent pas de se livrer à son étude comme ils le voudraient, au moins ils ne font rien pour entraver ses progrès ; ils savent que l'art médical est encore bien incomplet ; leur vœu le plus ardent est d'en voir reculer les bornes, et c'est un beau jour pour eux quand ils constatent un nouveau succès de l'Homœopathie.

Ces réflexions, quand elles s'adressaient à des personnes qui, peut-être pour la première fois, entendaient parler de l'Homœopathie, manquaient rarement leur effet ; maintenant tous ceux qui auront lu attentivement cette notice sauront au juste ce qu'ils doivent en penser; quelques renseignements que je vais ajouter, prouveront jusqu'à l'évidence la mauvaise foi de tant de détracteurs acharnés, ou bien leur ignorance absolue des principes élémentaires de cette Homœopathie si souvent chargée de réparer toutes leurs bévues.

Quand un allopathe fait prendre à un malade soixante-douze grains de rhubarbe, par exemple, son intention est de produire un effet purgatif; en stimulant le canal intestinal, il en augmente la sécrétion naturelle, et cause un véritable trouble dans l'organisme. L'homœopathe ne recourt jamais à de semblables moyens; son rôle, essentiellement pacificateur, est de rétablir l'ordre et l'harmonie partout où ils ont cessé d'exister, et quand il donne un millième de grain du médicament en question, il est loin de vouloir purger; c'est pour faire cesser certaines coliques accompagnées de dévoiement, résultat qu'il obtient toujours en quelques heures. Son but étant, comme on le voit, tout-à-fait autre que celui de l'allopathe, il n'est donc pas surprenant que la dose soit aussi bien différente. De plus, chaque remède, choisi bien homœopathiquement, ayant une action spécifique directe sur l'organe malade, et étant destiné à augmenter momentanément, mais le moins possible, le mal dont il est déjà atteint, cette aggravation, reconnue indispensable à la guérison par Hahnemann et tous ses disciples, serait dangereuse si, comme je l'ai déjà dit plus haut, on donnait, à une dose trop forte, un médicament homœopathique, c'est à-dire agissant spécialement sur le siége du mal; tandis qu'elle est insensible, quoique suffisante aux doses infinitésimales prescrites par l'expérience contre laquelle tous les raisonnements les plus forts en apparence viennent échouer.

On concevra facilement l'absolue nécessité de ces doses si faibles, quand on saura que la maladie développe une sensibilité excessive dans l'organe affecté, et que, dans ce cas, la plus légère atteinte d'un médicament ne peut manquer de s'y faire sentir. C'est ainsi que l'œil sain supporte avec facilité et sans douleur la lumière qui est son excitant naturel, tandis que l'œil, malade d'une inflammation, ressent une impression des plus douloureuses à la moindre lueur du jour. Beaucoup de médecins, ennemis de la nouvelle doctrine, attribuent uniquement à l'imagination sur laquelle les homœopathes auraient bien soin d'agir le plus possible, le mieux que quelques malades se figurent obtenir de leur traitement. — Cette inspiration est vraiment lumineuse quand il est démontré que l'Homœopathie ne réussit jamais mieux que chez les enfants en bas âge. Quelle imagination exaltée chez un nourrisson de six mois! C'est aussi probablement aux vapeurs ou à l'enthousiasme de la vache, du cheval ou du chien qu'il faut attribuer les succès brillants de l'Homœopathie dans la médecine vétérinaire?

Quand ils ont bien envie de détruire la confiance d'un malade qui se fait traiter par l'Homœopathie, voilà comment ils s'y prennent:

« La preuve que ces prétendus remèdes ne sont que de la poudre de niais, et
« ne jouissent par conséquent d'aucune propriété, c'est que je vous propose d'a-
« valer devant vous les poudres, quelles qu'elles soient, que votre homœopathe
« vous a remises. »

Certes, voilà une offre qui doit donner à réfléchir! Que répondre pour réfuter une assertion aussi bien appuyée? C'est cependant très-simple: ceux qui s'avancent ainsi ont quelques notions sur la préparation et l'administration des remèdes homœopathiques; ils savent parfaitement que les prises données à un malade pour agir directement sur un organe irrité, doivent avoir, comme je l'ai dit plus haut, une action proportionnée extrêmement faible, et que si cette action est encore suffisante pour se faire sentir chez un malade, elle serait loin d'être assez forte pour produire un trouble notable chez l'homme sain dont la sensibilité est infiniment moins développée, et dont la nourriture habituelle suffirait d'ailleurs seule pour annuler l'effet du médicament. Ils sont loin d'ignorer aussi que pour expérimenter une substance homœopathique sur l'homme sain, il faille d'abord le tenir au régime convenable, puis lui administrer une dose plus forte de la substance moins affaiblie que pour le malade, et cela, à cause des faits ci-dessus énoncés avec détails. Cette fanfaronade, qui ne prouve comme on voit, absolument rien contre l'Homœopathie, se renouvelle assez souvent pour que j'aie jugé à propos de la relever.

On reproche aussi aux homœopathes de donner à peu près la même dose de remède à des individus d'âge bien différent. — C'est justement ce qui prouve la spécificité des remèdes homœopathiques. Faut-il pour vacciner un adulte plus de virus vaccin que pour un enfant? L'expérience dit non.

En entendant parler du grand nombre d'affections différentes qui cèdent à l'Homœopathie, certaines personnes disent : « C'est donc une espèce de selle à « tous chevaux! » — Cette expression pourrait tout au plus convenir s'il s'agissait des remèdes comme ceux de Leroy, Audin-Rouvière, ou de Guillé, qui, toujours les mêmes, sont administrés d'après leurs auteurs, indistinctement dans toutes les maladies. La matière médicale des homœopathes contient environ 260 substances différentes qui ont toutes été expérimentées un grand nombre de fois sur l'individu sain ; leurs propriétés sont donc parfaitement connues et bien distinctes. C'est dans ce riche arsenal qu'est choisie avec le plus grand soin la substance d'une analogie parfaite avec les symptômes morbides qu'il s'agit de combattre.

Hahnemann, à ce que prétendent certains facétieux, ne voit rien de plus sûr qu'un coup de hache pour guérir un coup de hache, et jette habilement du haut d'un balcon l'homme qui vient de faire une pareille chûte. — Le mot Homœopathie signifiant maladie analogue, et non identique, ou de même nature, cette plaisanterie tombe d'elle-même. Je ne m'arrêterai pas à beaucoup d'autres de même force, la lecture en serait trop fastidieuse, et ceux qui se sont pénétrés de l'esprit de cette doctrine, y répondront aussi bien que moi.

Pour terminer, je vais réfuter une dernière objection que l'on a faite plusieurs fois, sans doute parce qu'on la croyait bien embarrassante :

« Comment se fait-il que l'Homœopathie, si elle jouit réellement de l'efficacité « qu'on lui attribue, ait mis tant d'années depuis sa création pour arriver jusqu'à « nous, puisque, en 1830, il n'en était seulement pas question à Paris ? »

Si l'Homœopathie, à sa naissance, n'avait pas donné à pressentir sa glorieuse destinée, Hahnemann n'aurait pas subi tant de persécutions dans sa patrie, un tel acharnement, que l'on remarque aussi maintenant en France contre les homœopathes, ne s'est jamais déployé contre un système médical jugé absurde ! Les succès peuvent seuls acérer les armes de l'envie ; on dédaigne la nullité, on l'abandonne à elle-même, rien d'hostile n'est dirigé contre elle ; par sa nature elle ne peut porter atteinte à aucune réputation toute faite, et ne tarde pas à disparaître dans l'oubli. Loin de cela, l'Homœopathie, lente à la vérité dans sa marche, à cause de tous les obstacles qu'elle rencontre, n'en fait pas moins chaque jour des progrès positifs dans tous les pays. Un fait bien remarquable en sa faveur, c'est qu'on ne puisse citer un seul médecin qui, après avoir renoncé pour elle à ses anciennes croyances, ait plus tard été tenté de l'abandonner. En elle, tout attache, et ceux qui l'exercent ne peuvent le faire avec froideur. Que de jouissances ne procure-t-elle pas au jeune adepte avide de succès! Elle lui ouvre la plus belle carrière de toutes, celle qui lui assurera pendant toute sa vie la bienveillance, l'estime et la reconnaissance de ses semblables.

Si nous avons été si long-temps privés des bienfaits de l'Homœopathie, nous ne pouvons nous en prendre qu'à nous-mêmes. N'avons-nous pas en France le travers de dédaigner sans examen les découvertes, quelles qu'elles soient, qui ne prennent pas naissance chez nous ? De plus, la différence de langue n'était-elle pas capable de retarder beaucoup la propagation de la nouvelle doctrine ? Hahnemann et ses savants disciples ont écrit tous leurs ouvrages en allemand ; bien peu de médecins français comprennent cette langue. Etait-ce donc aux auteurs allemands à se faire traduire en français, uniquement dans l'espérance de notre conversion à leurs principes? Cette démarche, peu en harmonie avec leur caractère, devenait encore moins faisable à cause de notre tendance bien connue, surtout quand il s'agit de sciences, à repousser tout ce qui vient de l'étranger. Cependant, dans l'intérêt de l'humanité, n'est-ce pas le cas de mettre un vain orgueil de côté et d'accepter le bien, n'importe d'où il vienne? Maintenant, que nous avons à notre disposition les traductions nécessaires pour étudier l'Homœopathie, et la pratiquer avec succès, je demanderai à mon tour ce qui retient encore tant de médecins?

Ouvrons les yeux, et nous verrons avec quelle peine se fait accepter, avec quelle lenteur s'introduit la chose du monde la plus utile; évaluons la puissance des intérêts, des habitudes et des idées qui parlent contre une innovation, même à ceux qui ont le plus de motifs pour l'adopter; calculez les mille résistances que lui susciteront ceux qui ont ou croient avoir à la craindre, et vous comprendrez pourquoi tant d'excellentes choses vont si lentement ou ne vont pas du tout; pourquoi, par exemple, l'éducation populaire, les salles d'asile, les caisses d'épargne et cent autres institutions de nécessité universellement reconnue, sont chez nous encore si loin de ce qu'elles devraient être? La vaccination n'est-elle pas encore scandaleusement négligée par bien des parents, malgré les constants efforts des philantropes et des médecins, malgré les primes et la sollicitude du gouvernement, malgré les sommations terribles que la variole vient, par intervalles, signifier elle-même à tant d'aveugles familles? Il existe beaucoup de mines où, au risque des plus funestes détonations, l'on dédaigne encore cette lampe de Davy, qui ne coûte rien, et que l'Angleterre a si noblement, si magnifiquement payée. Les fumigations guittonniennes, annoncées jadis et recommandées avec éclat par le ministère, sont restées dès-lors et plus de trente ans dans l'oubli, jusqu'au moment où C. Smitht, en les employant dans la marine anglaise, nous rappela nos droits à cette découverte et nous la fit généralement utiliser comme désinfectante des miasmes putrides. Ce ne sont ni les médecins, ni les prédicateurs qui ont fait tomber l'usage meurtrier des corps à baleine, c'est tout au plus J.-J. Rousseau et Bernardin-de-St-Pierre; peut-être est-ce tout simplement une autre mode qui valut mieux, et pouvait valoir moins que celle dont elle prit la place. Dans tout cela pourtant il y va de la vie, mais a-t-on le loisir d'y songer?

Si toutefois on n'immole que trop facilement aux plus légères convenances, aux plus frivoles habitudes les intérêts de la vie, ces intérêts ne laissent pas, en temps et lieu, d'être aussi une puissance qui se fait plus d'une fois sérieusement écouter. Nous nous hâtons d'autant plus de reconnaître cette puissance, qu'elle a été jusqu'ici presque la seule qui ait parlé chez nous en faveur de l'Homœopathie; ce n'est guère par ses immenses travaux, son génie, ses longues et pénibles études, que la nouvelle doctrine commande l'attention; ce n'est pas même par les incalculables économies qu'elle promet; de tels titres ne s'adressent qu'aux savants, et les savants sont occupés ailleurs. C'est tout simplement par les services plébéiens qu'elle rend aux infortunés de tous les rangs; c'est par les guérisons dont elle s'environne, que l'Homœopathie se fait jour; ce sont les applaudissements de la foule et le cri de la reconnaissance publique qui lui ouvrent un passage et protègent sa marche dans la route encombrée où elle s'avance avec lenteur; c'est à force de bienfaits qu'elle gagne chaque jour un peu de place pour y faire germer des bienfaits nouveaux.

Lecteurs éclairés, qui lisez cette brochure, réfléchissez que la vrai médecine est, de sa nature, une science simplement empirique, qu'elle ne peut s'attacher qu'à des faits purs et à des phénomènes sensuels appartenant à sa sphère; car tous les objets desquels elle doit s'occuper peuvent être suffisamment observés par les sens, et qu'elle ne doit point s'éloigner d'un seul pas de la sphère des expériences et des observations pures, si elle veut éviter de tomber dans le charlatanisme et dans le néant.

Malades de tous les pays, livrez-vous avec confiance à l'Homœopathie, et la vérité de nos assertions se dévoilera à votre esprit dans toute sa splendeur; vous tiendrez cette nouvelle découverte comme un bien précieux; à cet esprit, dégagé de préventions, nous unirons un zèle infatigable, nous travaillerons pour la gloire de l'Homœopathie, et une postérité reconnaissante bénira nos efforts!

Parmi les hommes qui ont les premiers ouvert les yeux et travaillé avec le plus d'ardeur à la réforme médicale, nous pouvons nommer les docteurs Kisselback, à *Hanau*; Plaubel, Kaiser, Schindler, à *Gotha*; Stapf, Messerschmidt, à *Naumbourg*; Stüler, à *Berlin*; Gross, à *Juterborg*; Franz, Hartmann, Haubold, Hornburg, Müller, Schubert, Langhammer, Gutmann, etc., à *Leipzig*; Hartlaub, Mulhenbein, à *Brunswich*; Trinks, Wolf, Brunow, Schwarze, Hedder, Helvig, Mordof, à *Dresde*; Schaller, Lovy, à *Prague*; Marenzeller, Lichtenfelz, Schmidt, Necker, Lowe, Wrecha, Wertheim, Lœderer, Meuz, Schafer, Güntzel, Weith, Brüder, etc., à *Vienne*; Hertung, à *Salzbourg*; Widmann, Roth, Reubel, Ringseis, à *Munich*; Griesselich, à *Carlsruhe*; Mayer, Muller, Braun, Bakody, à *Raab*; Bigel, à *Varsovie*, etc., etc·

Si nous sortons de l'Allemagne, nous trouverons, entourés d'une grande célébrité, les docteurs Hermann, à *Pétersbourg*; Mauro, Pézillo, Dehoratüs, à *Naples*; Quin, Belluomini, à *Londres*; etc. Si l'on voulait, aux noms de ces zélés propagateurs, joindre ceux de tous les convertis ou demi-convertis, qui commencent à s'occuper d'Homœopathie, en Europe et en Amérique, l'énumération serait trop longue et très-incomplète.

Notre France progressive n'est pas restée long-temps en arrière; elle compte déjà un nombre assez imposant de médecins homœopatistes. Nous en connaissons à *Paris*, Lyon, Marseille, Bordeaux, Nîmes, Grenoble, Macon, St-Etienne, Besançon, Strasbourg, Chalon, Colmar, Dijon, Limoges, Luxeuil, Mülhouse, Rouen, Tannes, Vesoul, Vienne, etc. Nous nous abstiendrons de les désigner par leurs noms.

Les principaux hôpitaux homœopathiques sont établis à *Pétersbourg*, Munich, Leipzig, Elberfeld, etc.; en France, il existe par les soins du docteur Mabit, à *Bordeaux*, une clinique homœo. pathique de cinquante lits dans l'hôpital Saint-André. En outre, différents petits hôpitaux des départements, entre autres, ceux de *Thoissey* et de *Luxeuil*, ont été mis sur le pied nécessaire à l'application de cette nouvelle méthode.

Enfin, la médecine homœopathique règne sur une école compacte et déjà nombreuse ; elle acquiert de plus en plus de la consistance, multiplie ses résultats et les consigne dans une foule d'ouvrages, ainsi que dans des journaux spéciaux imprimés en Allemagne, à Genève, à Paris et à Lyon.

---

— La plupart des grandes découvertes ont commencé par paraître absurdes ; et l'homme de génie ne fera jamais rien s'il a peur des plaisanteries : elles sont sans force si on les dédaigne, et prennent toujours plus d'ascendant quand on les redoute.....                    (M<sup>me</sup> DE STAEL.)

— Nous sommes fatigués d'étudier les phénomènes et les êtres du point de vue de leurs différences ; il est temps de les envisager sous le rapport de leurs ressemblances.....          (Léon SIMON, *Cours de Méd. Homœopath.*)

— Il est temps que tous ceux qui se disent médecins cessent enfin de tromper les pauvres humains par des paroles vides de sens, et qu'ils commencent à agir, c'est-à-dire à soulager et guérir réellement les malades.....

(HAHNEMANN.)

— Monsieur, de grace, écoutez....., peut-être après m'avoir entendu, changerez-vous d'avis ? — Et si je ne veux pas, moi, changer d'avis ? — Ah ! en ce cas, c'est bien différent ! .....          (*Un très-vieux Livre.*)

— L'analogie, voilà la loi de la nature et de l'humanité : l'identité n'appartient qu'à Dieu.....          (Léon SIMON.)

'—Rien dans la nature ne manque de vie et de forces, c'est à l'homme à les développer.....          (HAHNEMANN.)

— La thérapeutique est le fait essentiel et capital de la médecine.....
(PITCAIRN.)

— Laissez agir la nature, suivez-la pas à pas, ne la violentez jamais ; moins vous ferez, plus vous aurez de succès.....          (M. A. DUBOIS.)

FIN.